KB265272

내 몸의 독소를 빼는 주스 & 수프 다이어트

Detox Juice & Soup Diet

내 몸의 독소를 빼는 **주스**

Detox Juice & Soup Diet

&

수프 다이어트

마츠이케 츠네오 감수·구현숙 옮김

이아소

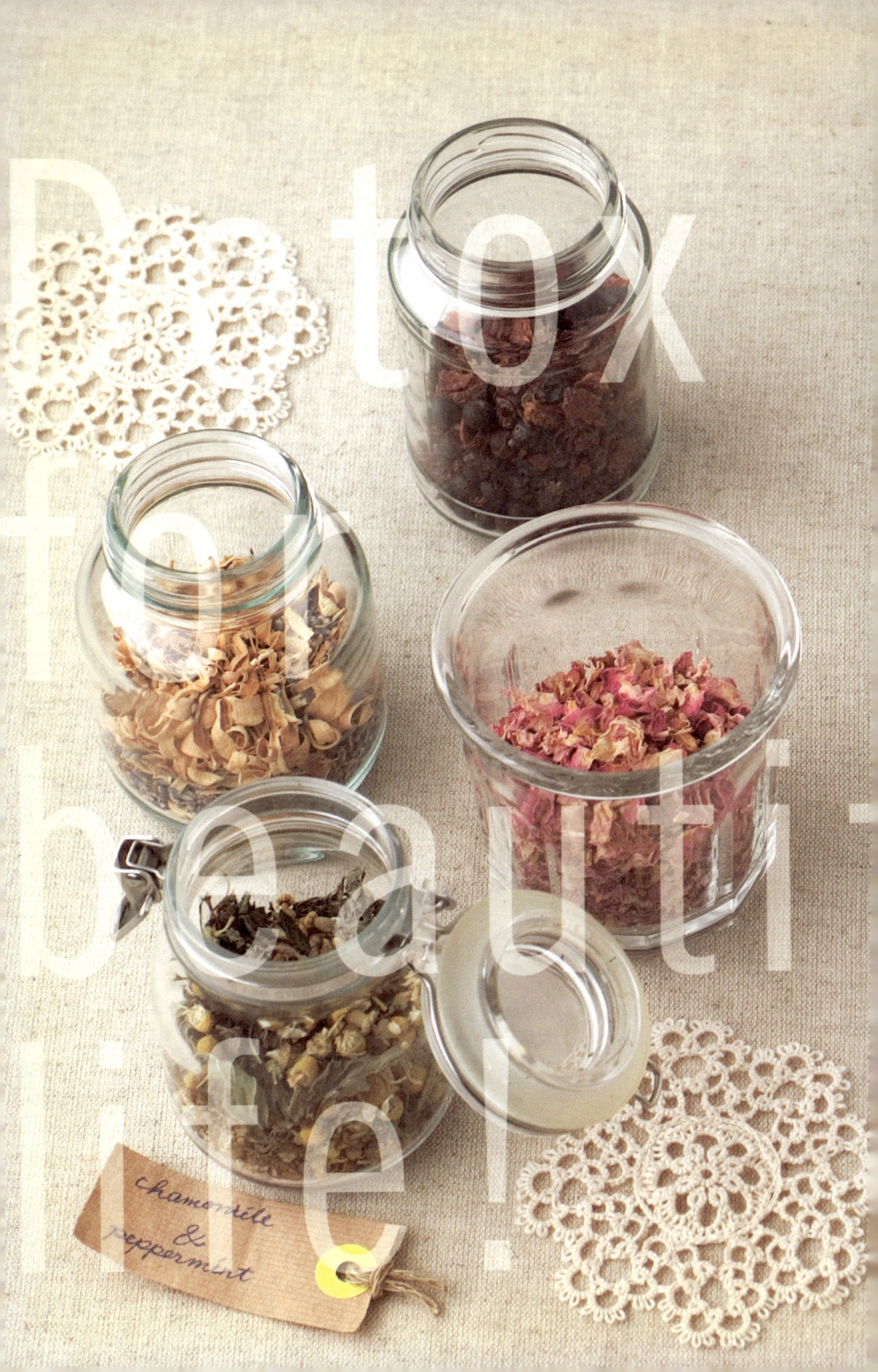

Detox to feel beautiful life.
chamomile & peppermint

내 몸의
독소를 빼면
날씬해진다!

디톡스는 몸 안에 쌓인 독소를 밖으로 배출하여 몸과 마음을 새롭게 초기 상태로 되돌리는 것, 즉 아름다움과 건강을 되찾는 것이다. 디톡스 주스와 수프로 장을 청소하면, 평소에 신경 쓰이던 변비와 부기, 피부 트러블, 어깨 결림, 요통 등 몸의 이상 증상들도 사라지고 자연스럽게 날씬한 체질로 바뀐다. 지친 마음에 활력을 불어넣어 몸과 마음이 건강해지고 요요 현상도 걱정할 필요가 없다. 이런저런 다이어트에 도전했다가 실패한 사람들일지라도 《내 몸의 독소를 빼는 주스 & 수프 다이어트》를 통해 날씬하고 아름다운 몸을 갖게 될 것이다.

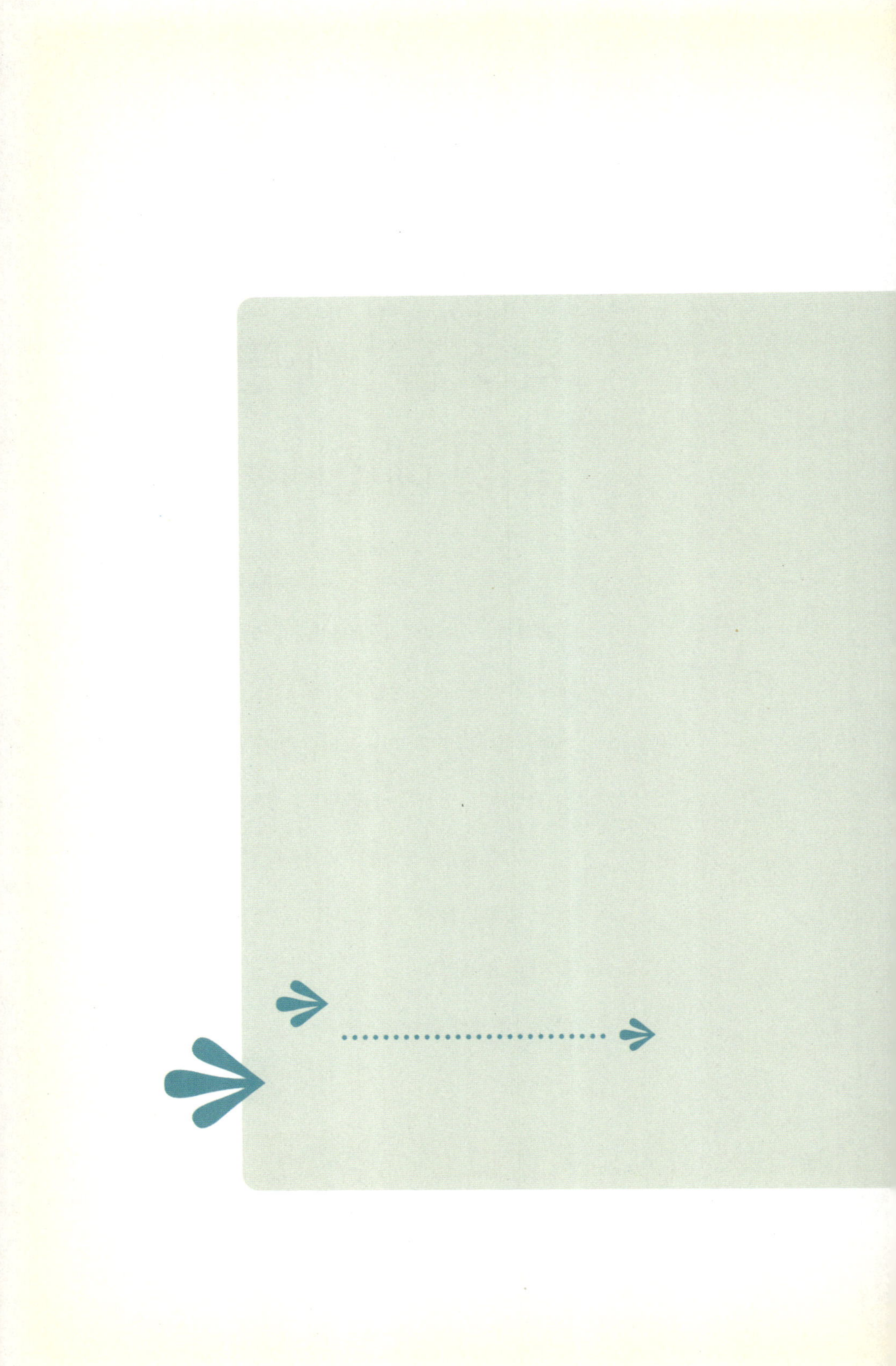

저는 대장내시경 검사 전문의로서 지금까지 2만 명이 넘는 환자들의 대장을 진찰했습니다. 최근에는 만성 변비로 고생하는 사람들이 늘어남에 따라 대장암 환자도 증가하는 추세입니다. 2004년 자료를 보면 여성의 암 사망 1위가 대장암이고, 국민생활 기초 조사에 따르면 변비 환자는 800~1,000만 명에 달합니다. 특히 여성 변비 환자는 대부분이 20~40대입니다. 그것은 장 안 환경의 악화, 다시 말해서 몸 안에 노폐물(독소)이 쌓이기 쉬워졌기 때문입니다.

그래서 저는 그 대안으로 한방에서 800년 전부터 해독에 쓰인 '방풍통성산'에서 힌트를 얻어, 박하(페퍼민트)를 재료로 한 '디톡스 주스'를 고안하게 되었습니다. 비만, 변비 등으로 고생하는 환자들에게 권해본 결과, '변비가 치료됐다', '부기가 빠졌다', '자연스럽게 체중이 줄었다'라는 의견을 들을 수 있었습니다.

디톡스는 몸 안에 쌓인 독소를 밖으로 내보내어 몸과 마음을 새롭게 초기 상태로 되돌리는 것입니다. 여기서 소개하는 디톡스 주스와 수프로 장을 깨끗하게 하면, 평소에 신경 쓰이던 비만, 변비, 피부 트러블, 어깨 결림, 요통 등 몸의 이상 증상들도 사라지고 자연스럽게 날씬한 체질로 바뀌게 됩니다.

이 책을 읽는 모든 분이 비만, 만성 변비나 몸의 부기 등에서 완전히 해방되어 아름다움과 함께 건강을 되찾게 되길 바랍니다.

_마츠이케 클리닉 원장 마츠이케 츠네오

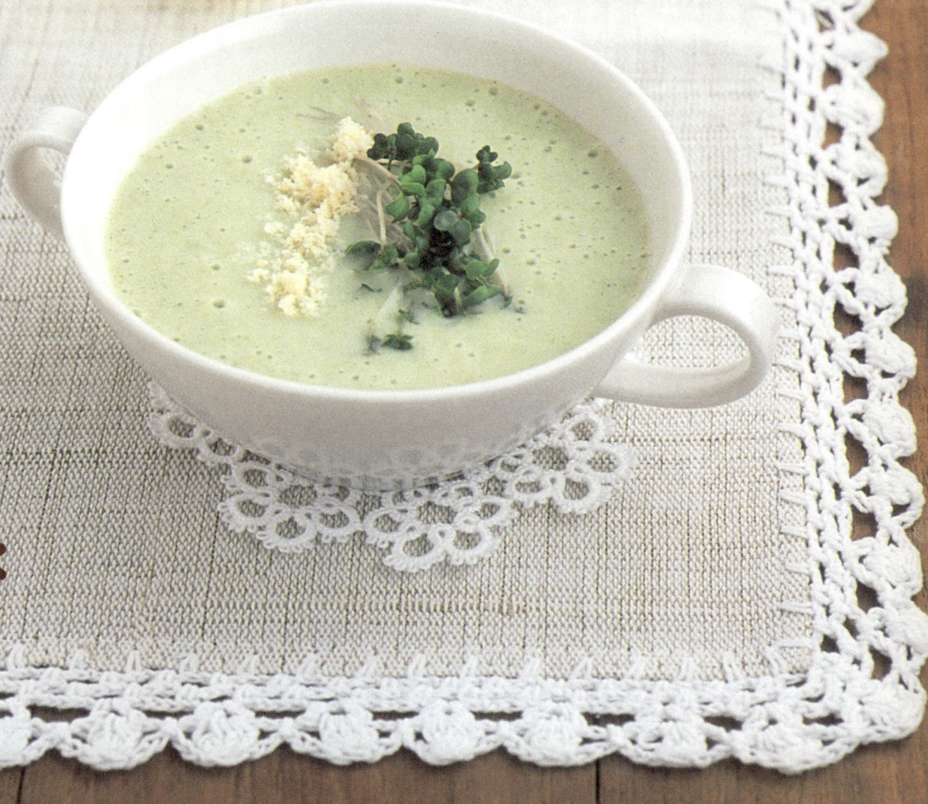

Prolog

날씬해지려면 몸 안의 '독소' 를 빼자!

다이어트의 시작은 몸에 쌓인 독을 빼는 것이다

➔ ➔ ➔

우리 몸에는 노폐물을 땀이나 대소변으로 배출하는 기능이 있다. 하지만 불규칙한 생활과 스트레스, 제한된 식사 등으로 장의 움직임이 둔화되면서 배설 기능이 떨어지는 사람이 증가하고 있다.

장의 기능이 저하되고 변비가 오랜 기간 지속되면, 몸 밖으로 독소들이 나가지 못할 뿐만 아니라 몸 안에서 새로운 독소가 만들어진다. 몸 안에서 발생하는 독소는 혈관에 다시 흡수되어 전신을 돌면서 피나 림프의 흐름을 막고 온몸의 신진대사를 악화시켜 체중을 늘게 한다.

더욱이 몸 안에 쌓인 독소는 여드름이나 피부 트러블의 원인이 되며, 두통이나 어깨 결림 등 우리 몸에 여러 가지 문제를 불러일으킨다. 장 안의 노폐물에서 생성된 유해 가스는 배를 불룩 나오게 하는 등 체형에도 악영향을 미친다.

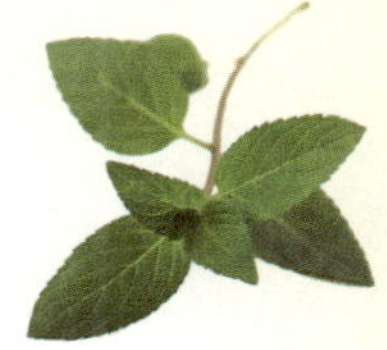

장의 정체를 풀어야 날씬해진다

원활한 배설을 통해 '장의 정체(停滯)'를 해소하는 것이 중요하다. '정체장'이란 소화와 흡수 그리고 배설이라는 장의 기본적인 기능이 저하되어 노폐물이 쌓여 있는 장을 말한다. 장이 정체되면 세포 사이에 여분의 수분이 고이기 때문에 부기의 원인이 된다.

한편 장이 정상화되어 변비가 사라지고 소변이나 땀으로 여분의 수분이 배출되는 것을 '해독'이라 한다. 그리고 이렇게 몸 안의 독소를 밖으로 내보내어 아름다움과 건강을 되찾는 것을 '디톡스'라고 한다.

'디톡스 주스'는 해독 작용이 뛰어난 페퍼민트에 생강과 레몬, 올리고당, 미네랄워터를 첨가한 강력한 해독 음료이다. 이 아이디어는 중국의 한방약인 '방풍통성산'에서 얻었다. 이것은 약하게 설사를 유도하는 하제 효과가 있는데, 노폐물을 배출시키는 이 효과를 이용하여 우리 몸을 해독한다. 땀과 대소변으로 노폐물과 수분을 배출하면 자연스럽게 살도 빠지기 때문에 다이어트 효과를 얻을 수 있다. 페퍼민트와 생강이 어우러진 디톡스 주스는 방풍통성산을 좀더 수월하게 섭취할 수 있도록 만든 음료이다.

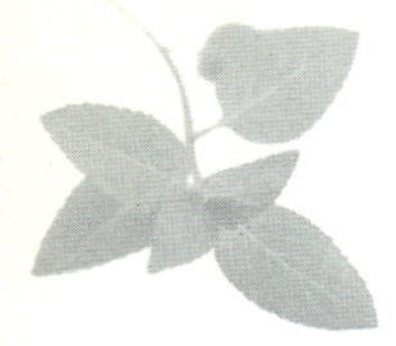

맛있게 먹으면서 예쁘게 살을 빼는 이상적인 다이어트

➜➜➜

이 책에서 제안하는 '섬유질 디톡스'의 원리는 디톡스 주스와 같다. 장을 자극하여 배변을 촉진시키는 식이섬유를 풍부하게 섭취하여 유해 물질을 배설하는 것이다. 이렇게 우리 몸 안을 정화하면 살이 쉽게 빠지는 한편 쉽게 찌지 않는 몸을 만들 수 있다.

'지중해식 수프'에서는 건강한 배변 생활에 꼭 필요한 지방을 올리브유를 통해 섭취한다. 올리브유는 배변을 좋게 하고 적은 양으로도 포만감을 주므로 다이어트에 최적 식품이다. 또 이 수프라면 올리브유는 물론 식이섬유와 비타민이 풍부한 야채도 충분히 섭취할 수 있다. 다시 말해 지중해식 수프는 맛있게 먹으면서 건강하게 살을 뺄 수 있는 이상적인 다이어트 음식이다.

이와 같이 몸 안의 독소를 제거하면 지금까지 고민한 부기와 복부 비만도 가볍게 해결되고 자연스럽게 날씬한 몸으로 다시 태어날 수 있다.

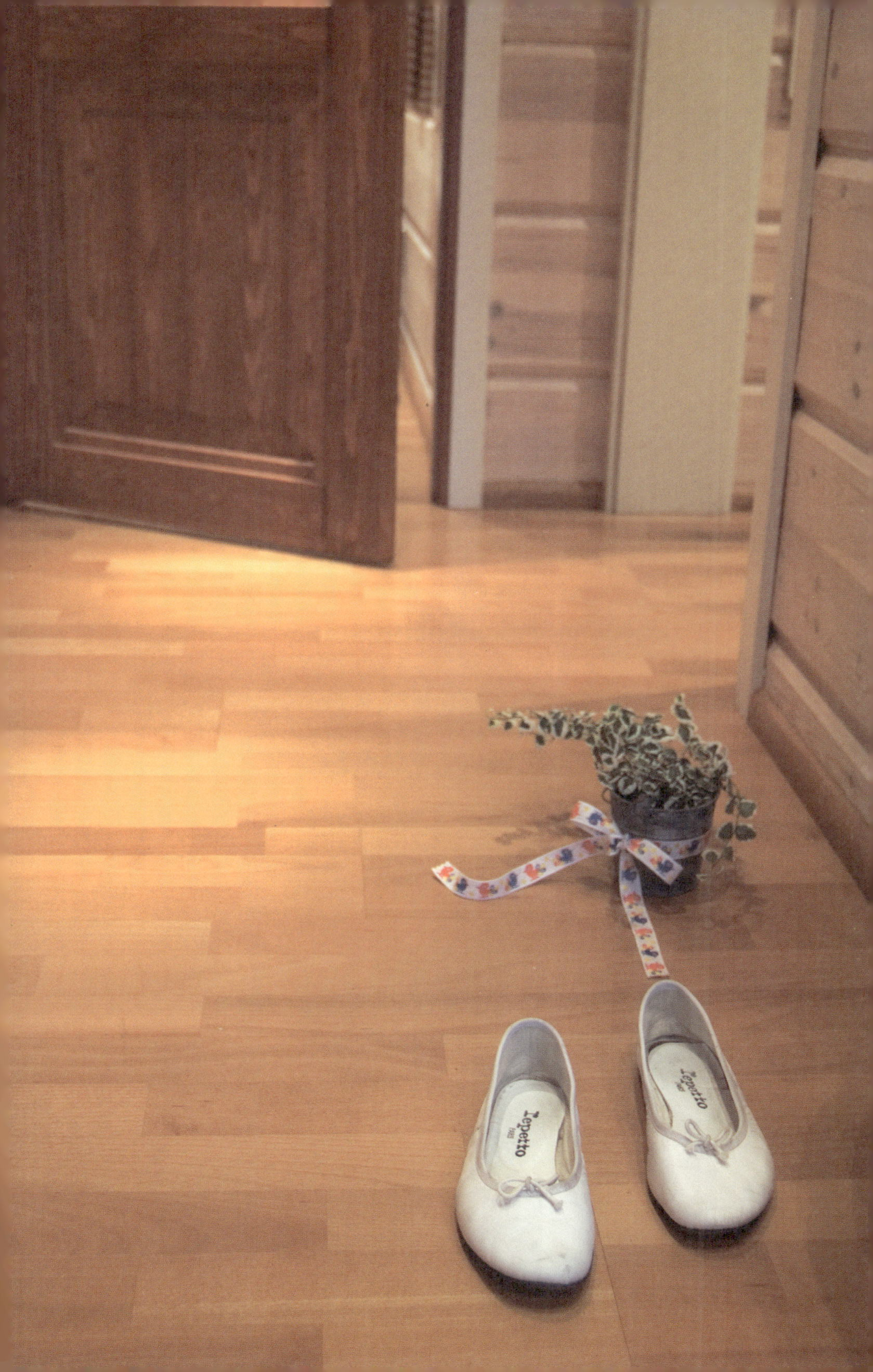

독소를 빼면 예뻐지는 5가지 이유

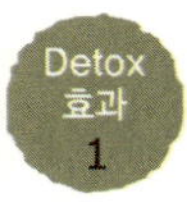

몸의 부기가 사라져 날씬해진다

독소를 몸 밖으로 배출하면, 신진대사가 놀랄 정도로 좋아지고 지방 연소와 여분의 수분 배설이 원활해진다. 살이 잘 빠지지 않던 체질도 날씬한 체질로 개선된다.

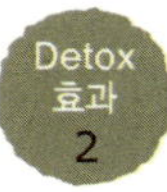

피부가 맑고 깨끗해진다

몸 안에서 독소가 배출되면 내장 기능이 정상화되면서 신진대사가 좋아진다. 그러면 피부의 오래된 각질이 사라지고 새로운 각질이 생성되어 피부가 맑고 깨끗해진다.

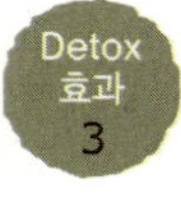

스트레스를 해소해 마음이 건강해진다

스트레스는 자율신경을 불안정하게 해 변비와 피부 트러블의 원인이 된다. 마음의 디톡스를 통해 내부에 쌓인 스트레스를 털어버리고 건강한 마음을 갖도록 하자.

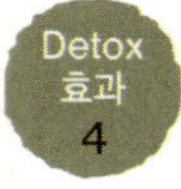

만성적인 변비, 어깨 결림, 요통, 냉증이 개선된다

독소를 배출하면 피의 흐름이 원활해지기 때문에, 만성적인 어깨 결림과 요통 그리고 냉증이 개선된다. 몸이 개운하고 가벼워져 하루하루가 즐거워진다.

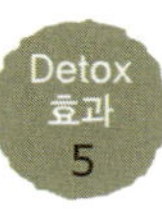

면역력이 높아져 노화 예방에 효과적이다

장 안의 환경을 정비하는 것은 몸 전체의 건강과 연결된다. 몸 안을 정화하면 면역력이 향상되고 세포의 노화 방지에 효과가 있다. 그러므로 언제까지나 건강하고 아름답게 생활할 수 있다.

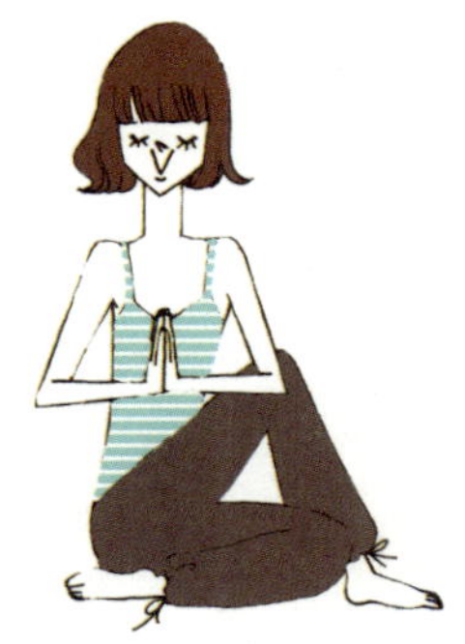

Clean your body

Detox 이런 점이 좋다!
전혀 무리할 필요가 없는 다이어트이기 때문에 꾸준히 할 수 있다

디톡스 다이어트는 평소의 식사와 생활 습관을 조금만 바꾸면 되는 간단한 다이어트법이다. 불규칙한 식습관을 고쳐 변비를 해소한다든지, 좋아하는 음악을 들으며 스트레스를 발산한다든지 하여 조금만 일상에 변화를 주면, 몸도 마음도 아름답게 다시 태어날 수 있다. 식사량을 줄일 필요가 없기 때문에 스트레스도 받지 않는다. 디톡스 라이프에서는 만족스럽게 식사함으로써 다이어트로 인해 스트레스를 받지 않는 것이 중요하다. 때로는 아무런 잡념 없이 쉬어보자. 아로마 향을 맡으며 자연을 느껴보자. 평소보다 오랫동안 욕조에 몸을 담그고 물에 몸을 맡겨보자. 이와 같이 무리하지 않으며 느긋하고 단순하게 생활하는 것이 항상 아름다움을 유지하는 비결이다.

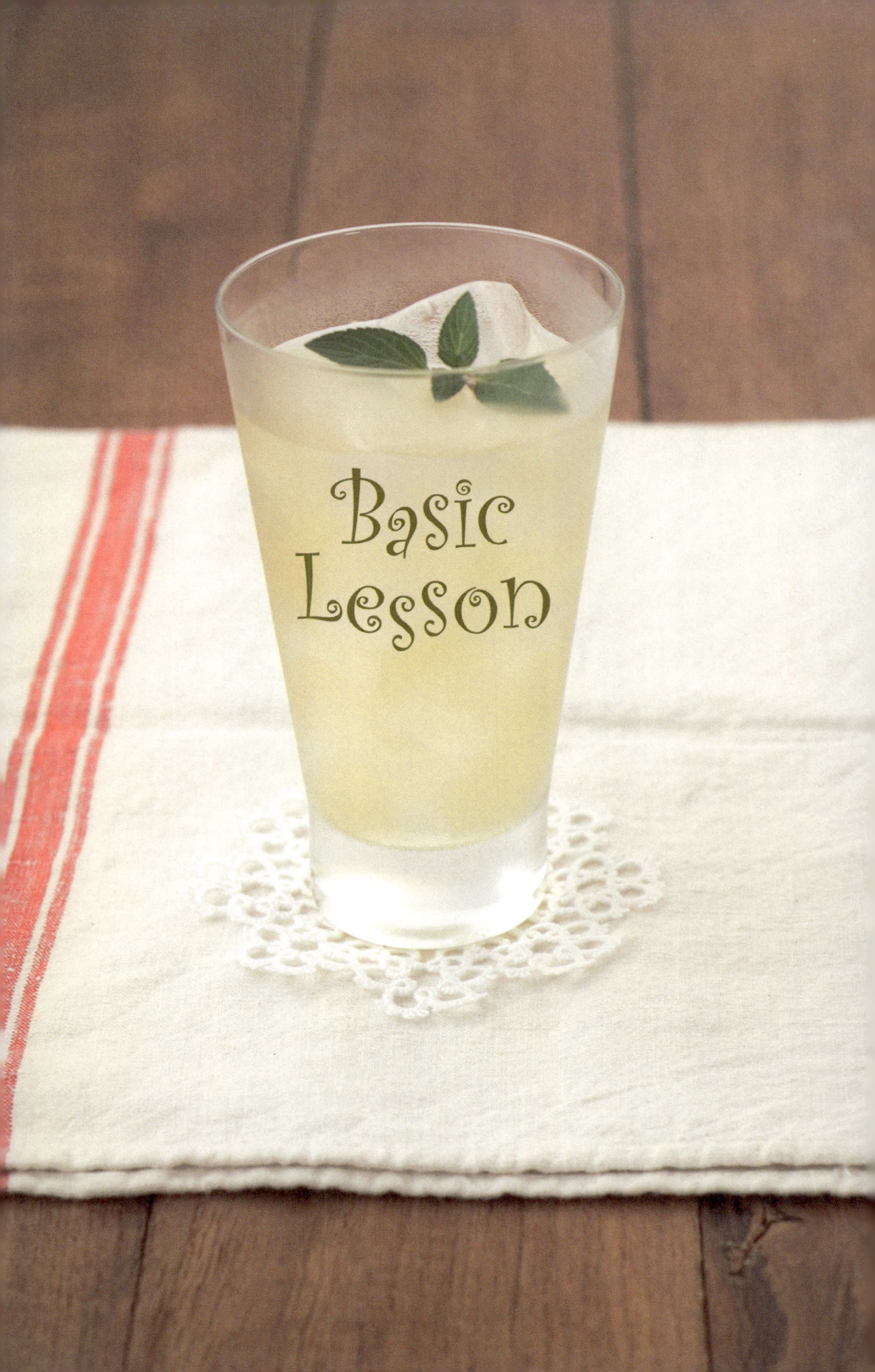
Basic
Lesson

날씬한 체질로
바꿔 주는
디톡스 주스

강력한 해독 효과를 발휘하는 디톡스 주스!

몸 안의 노폐물을 말끔히 배출시켜 부은 얼굴과 손발,

복부 비만이 해소된다. 독소 없는 유연하고

날씬한 몸매를 위해 나를 변화시켜보자.

부기와 뱃살을 쏙 빼주는
디톡스 주스 만드는 법

지금이라도 당장 손쉽게 만들 수 있는 건강 주스로 날씬한 체질이 될 수 있다!
이것이 바로 '디톡스 주스 다이어트'이다. 오늘부터 바로 시작해보자.

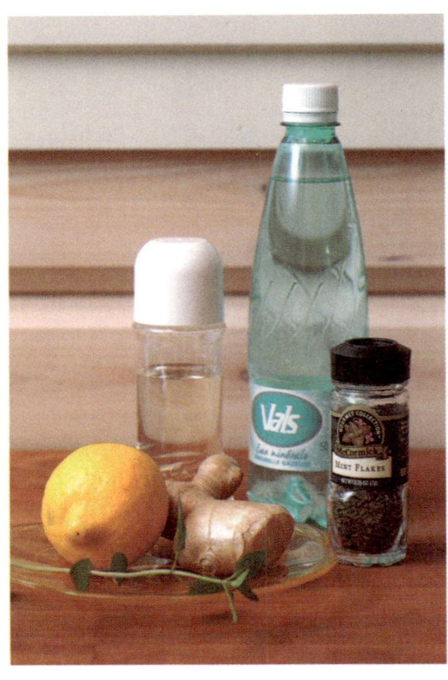

새로운 디톡스 주스

Detox juice recipe

1컵 9kcal

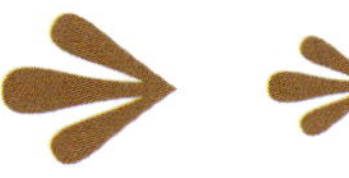

재료(500㎖분)

건조한 페퍼민트 …… 1작은스푼

끓인 물 …… 400㎖

미네랄워터 …… 100㎖

레몬즙 …… 2큰스푼

생강(튜브) …… 1~2cm

올리고당 …… 적당량

만드는 법

1. 건조한 페퍼민트를 넣은 유리병에 400㎖의 끓인 물을 붓고, 민트 차를 우려
   낸다.

2. 1의 민트 차를 거름망에 거른 뒤 다른 병(보관용 용기 등)에 옮겨 담는다.

3. 거기에 미네랄워터를 따라 총 500㎖를 만든다.

4. 레몬즙과 생강, 올리고당을 첨가하여 잘 섞어주면 완성.

1 민트 차를 우려낸다

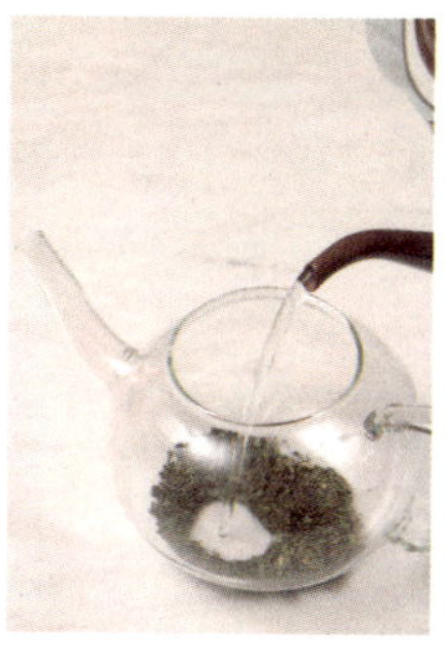

2 차를 거름망에 거른다

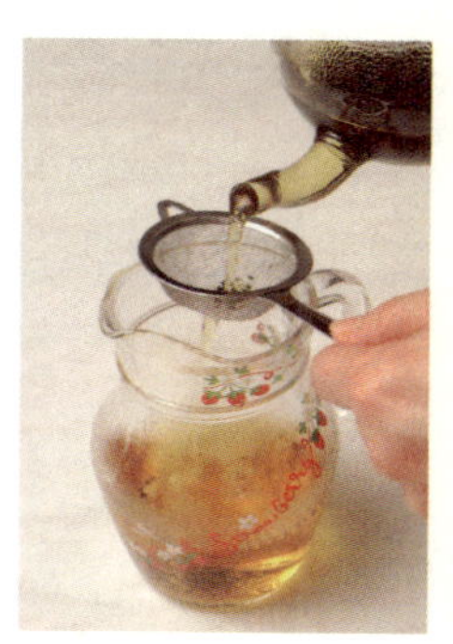

3 미네랄워터를 보충한다

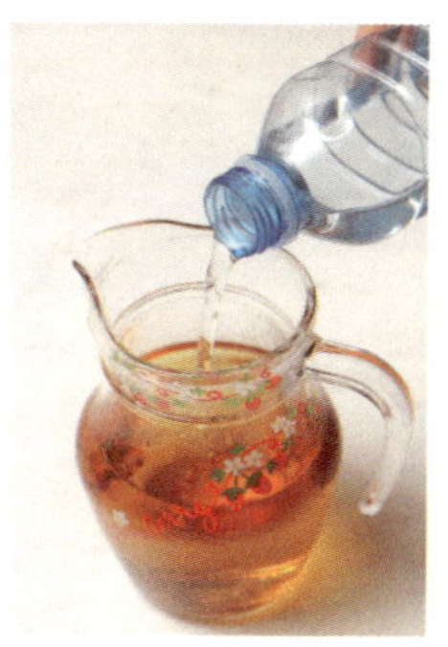

4 레몬과 생강, 올리고당을 첨가한다

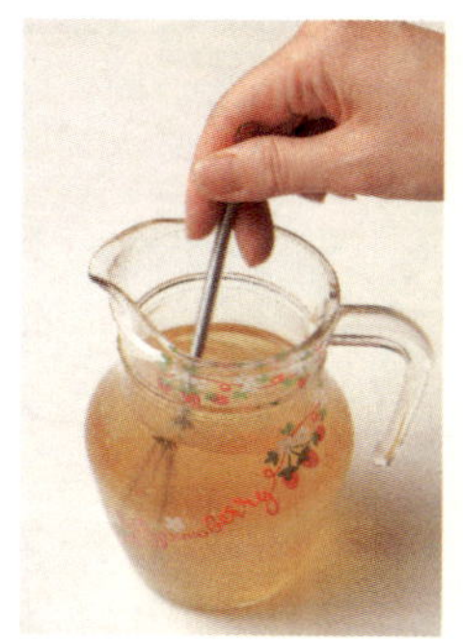

마시는 법

원할 때 원하는 만큼 물 대신 마시면 좋다. 하루에 1~1.5l를 마시면 효과가 있다.

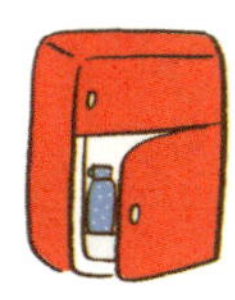

보관 방법

냉장고에 보관하고 이틀 정도를 기준으로 삼아 마시도록 한다.

몸이 상쾌해지는
디톡스 주스의 모든 것

오랫동안 쌓인 노폐물을 배출하여 장을 초기 상태로 되돌리자.
깨끗한 장을 만들어주는 디톡스 주스의 뛰어난 해독 작용에 대해 알아보자.

페퍼민트

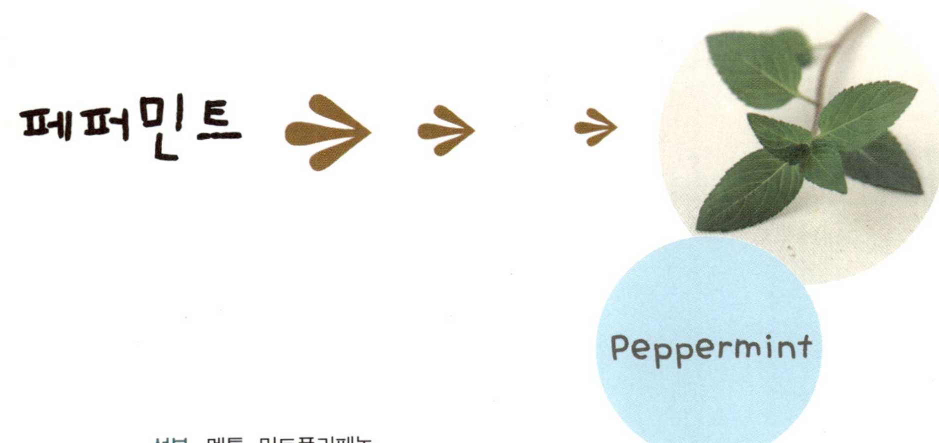

성분 _멘톨, 민트폴리페놀
효능 _소화 촉진, 발한(發汗), 이뇨 작용, 진정 작용, 살균 효과 등

강력한 해독 작용으로 몸 안을 상쾌하게

산뜻한 향과 맛으로 인기 있는 민트, 그 중에서도 방풍통성산에 들어
있는 페퍼민트는 해독 작용이 뛰어난 것으로 알려져 있다.

페퍼민트가 장을 자극하여 몸 안에 쌓인 가스를 배출시켜주므로 가스
로 인한 아랫배의 팽만함이 말끔히 해소된다. 또 건위 작용(소화와 흡수
등 위의 활동을 원활하게 하는 작용)에 뛰어난 효과가 있어 식욕 부진이나 소
화 불량을 개선하여 위를 편안하게 해준다.

청량감 있는 향 성분인 멘톨은 몸의 긴장을 푸는 효과가 있어 활력을
되찾아줌과 동시에 혈관을 확장시켜 신진대사를 촉진시켜준다. 이것
은 지방을 연소하고 냉증을 완화하는 데 도움이 된다.

페퍼민트의 이모저모

찻잎

허브 등을 취급하는 자연식품 판매점이나 한방 약국에
서 구입할 수 있다. 생산지와 품종에 따라 색과 풍미가
다르므로 마음에 드는 것을 고르도록 한다. 건조 페퍼
민트와 마찬가지로 추출률도 높고 효과도 좋다.

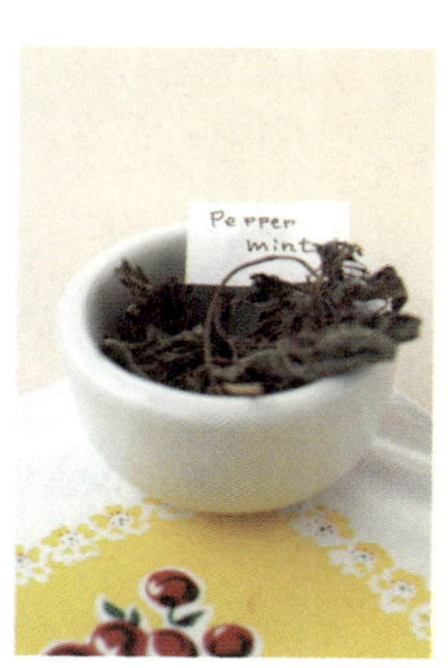

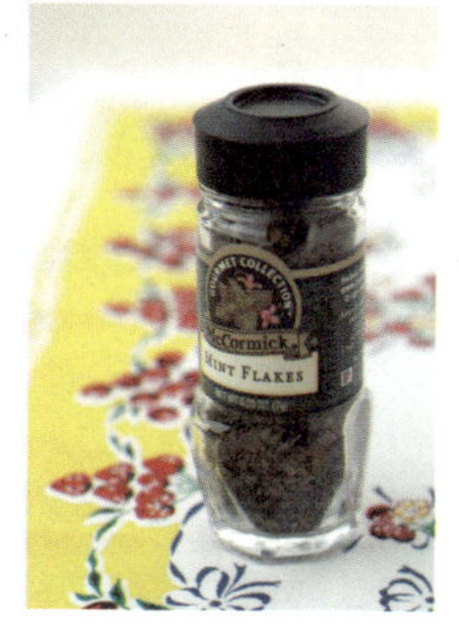

건조 페퍼민트

향신료인 건조 페퍼민트는 슈퍼마켓 등에서 비교
적 손쉽게 구입할 수 있다. 티백보다 추출률이 높
기 때문에 디톡스 주스에는 이것을 사용한다.

티백

티백도 슈퍼마켓 등에서 쉽게 구입할 수 있다.
이것을 이용하여 간단하게 페퍼민트 차를 만들
수 있다. 단, 100퍼센트 민트인 것을 선택하도
록 한다.

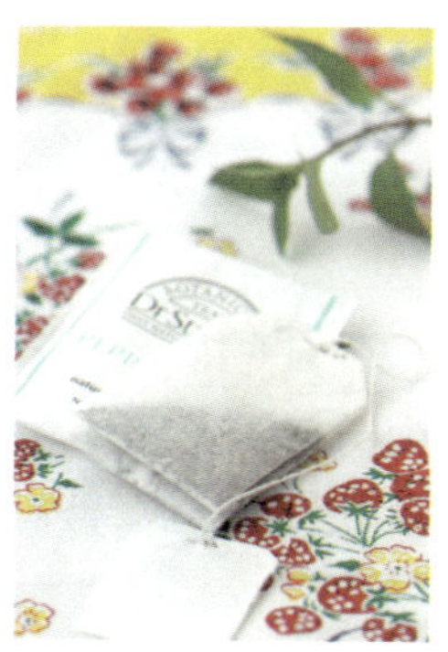

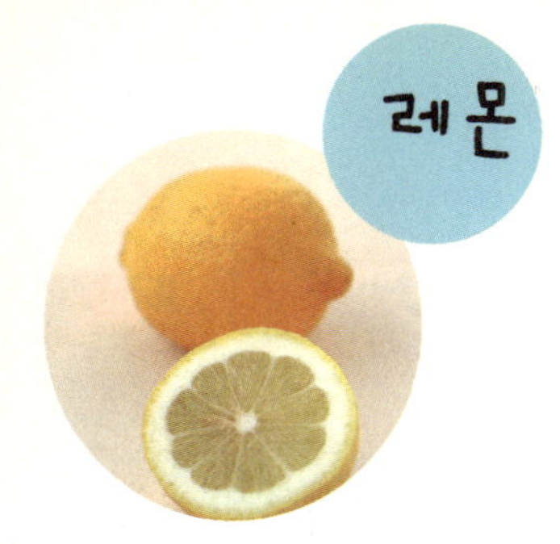

Lemon

성분 _비타민C, 리모넨, 리모노이드, 미네 랄 등

효능 _피부 미용 효과, 부기 해소, 이뇨 작 용, 항산화 작용(유해한 활성산소의 활동을 억제 하여 질병과 노화를 예방하는 작용) 등

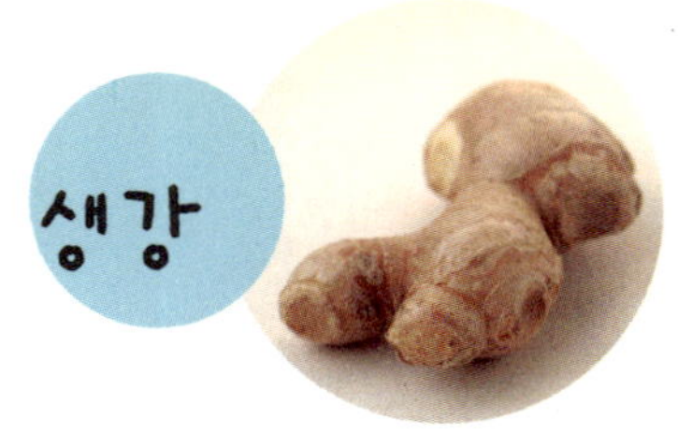

Ginger

성분 _매운맛 성분(진저롤, 쇼가올, 진저론), 향 성분(시네올)

효능 _발한 작용, 이뇨 작용, 부기와 변비 해소 등

비타민C로 피부가 보드라워진다 리모노이드로 독소 배출

비타민C가 풍부한 것으로 유명한 레 몬은 좋은 디톡스 성분도 많이 함유 하고 있다. 예를 들어 향 성분인 리모 넨은 혈핵 순환을 원활하게 해 부기 를 개선해준다. 쓴맛 성분인 리모노 이드는 장에 쌓인 독소를 배출시켜 준다. 산뜻한 감귤계 향은 지친 마음 을 치유하므로 기분 전환에 좋다.

＊디톡스 주스를 만들 때 시중에서 판매하 는 100퍼센트 레몬즙을 사용해도 좋다.

원활한 독소 배출로 신진대사를 촉진시킨다

한방약의 재료로 자주 사용되는 생강 은 몸을 따뜻하게 해주고 피의 흐름 을 좋게 하여 신진대사를 활성화한 다. 그 결과 땀과 소변의 배출을 촉진 시켜 몸에 독소가 쌓이지 않게 하고, 살이 빠지기 쉬운 체질로 만들어준 다. 또 장 운동을 도와서 소화와 흡수 가 활발해져 변비 해소에도 뛰어난 효과가 있다. 생강은 디톡스에서 빠 져서는 안 되는 중요한 식품이다.

＊디톡스 주스를 만들 때는 튜브에 든 제품 을 사용해도 좋다.

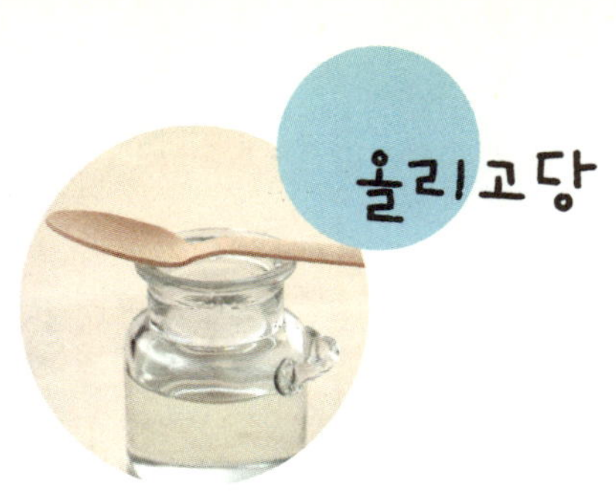

Oligo-tou

성분 _여러 가지 성분으로 만들기 때문에 종류가 매우 다양하지만, 어느 것이나 장 안의 환경을 개선시켜준다.

효능 _정장 작용, 변비 해소 등

장 안의 환경을 개선하여 날씬한 체질로 다시 태어난다

올리고당은 장에 사는 좋은 균의 먹이가 되어 장 안의 환경을 개선하는 효과가 있다. 장이 정상적으로 활동하면 자연스럽게 몸 안에 존재하는 노폐물이 밖으로 배출되므로 독소가 쌓이는 것을 예방할 수 있다. 칼로리를 걱정하는 사람도 있으나, 변비와 아랫배에 가스가 찬 사람들은 장 안의 환경이 악화된 상태이므로 우선 올리고당을 섭취하여 장 안을 세척하는 편이 다이어트에 더 도움이 된다.

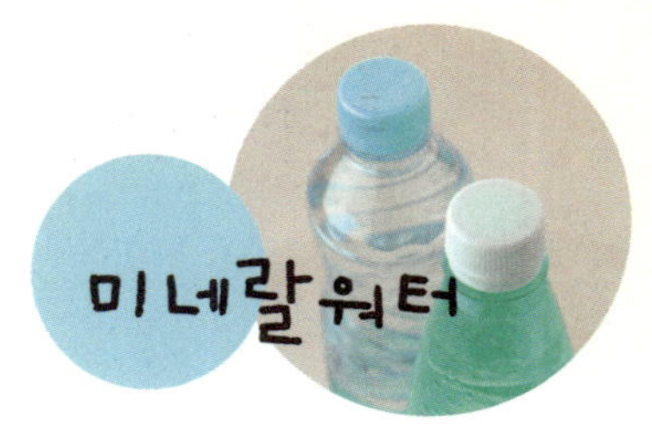

Mineral Water

성분 _마그네슘, 칼슘, 황산염, 칼륨, 나트륨 등

효능 _이뇨 작용, 부기와 변비 해소, 스트레스 완화 등

마그네슘이 배변을 촉진시켜 장의 정체 문제를 해소한다

몸을 정화시키는 데 가장 중요한 것은 물이다. 그 중에서도 미네랄이 풍부한 미네랄워터는 장을 자극해서 노폐물과 여분의 수분을 배출시킨다. 특히 마그네슘은 장의 수분 양을 늘려 배변을 촉진시키기 때문에 노폐물로 장이 막혀 있을 때 매우 효과적이다. 디톡스 주스에 넣어 마시면 센물 특유의 맛과 향에 대한 거부감 없이 미네랄을 섭취할 수 있고 디톡스 효과도 증대된다.

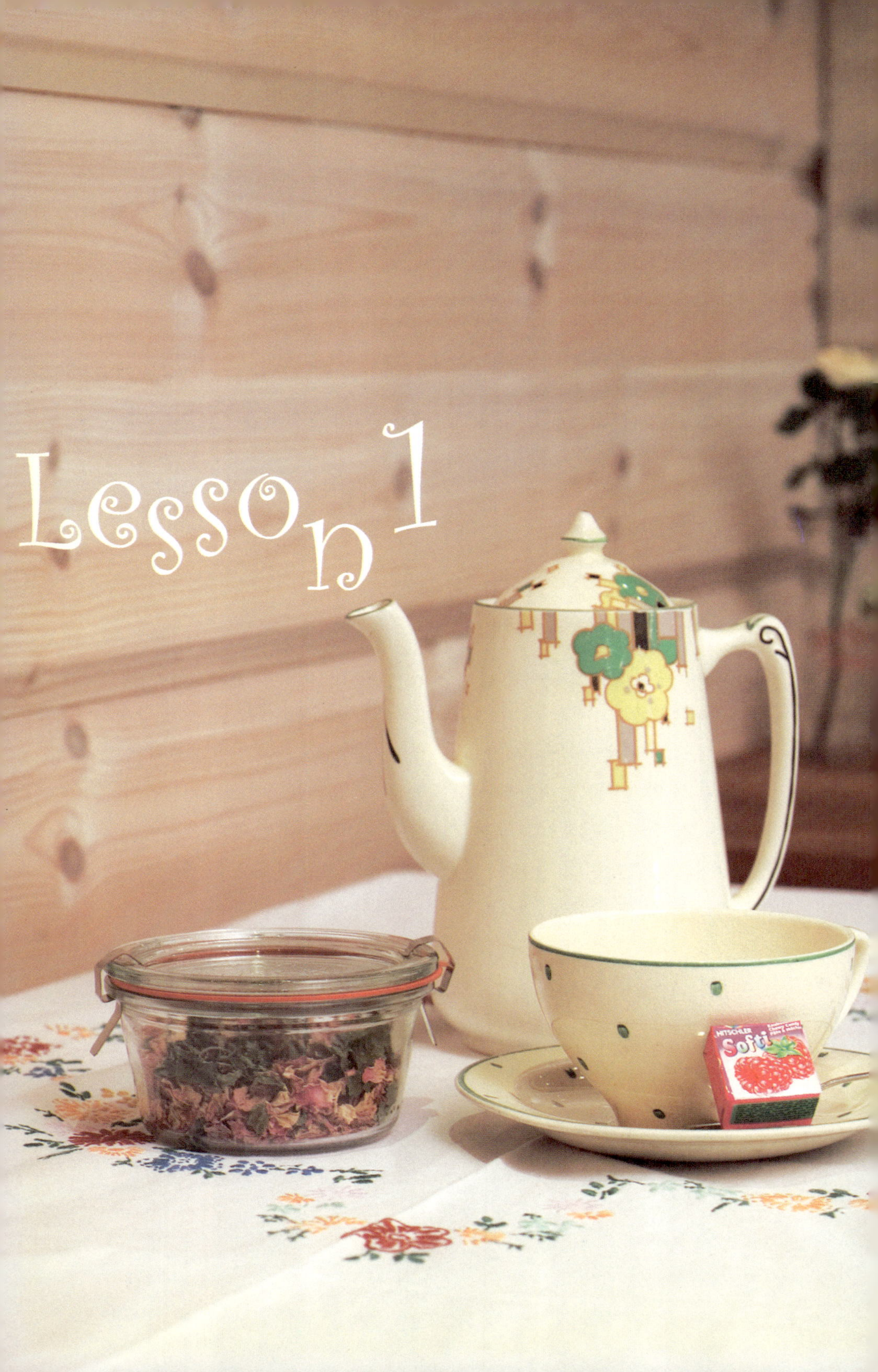
Lesson 1

허브로 몸과 마음이 가벼워지자

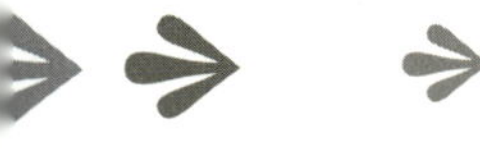

수많은 허브들 가운데 가장 다이어트에 효과가 좋은

해독 허브를 엄선했다. 이것은 모두

해독 작용에 뛰어나며, 미용 효과와 피로 회복,

소화 촉진 등의 효능도 있다. 여러분의 몸에

어울리는 차를 선택하여 몸과 마음을 정화시켜보자.

내가 원하는 휴식, 허브 차를 즐기는 법

바쁜 일상 속에서 잠시 한숨 돌리며 휴식을 취할 수 있도록 도와주는 허브 차.
우리 마음에서 독을 없애주는 허브의 긴장 완화 효과가 심신을 정화시켜준다.

허브 차 즐기는 법

정신없이 바쁜 나날의 연속인 현대인에게는 몸과 마음의 건강을
지키기 위해 적당한 여유가 필요하다. 그런데 거기에 딱 어울리
는 것이 바로 허브 차. 이것은 자연의 색과 향, 맛을 즐길 수 있는
마음의 여유와 평온함을 준다. 허브 차를 마시며 차분히 자신을
되돌아보는 것도 좋을 것이다.

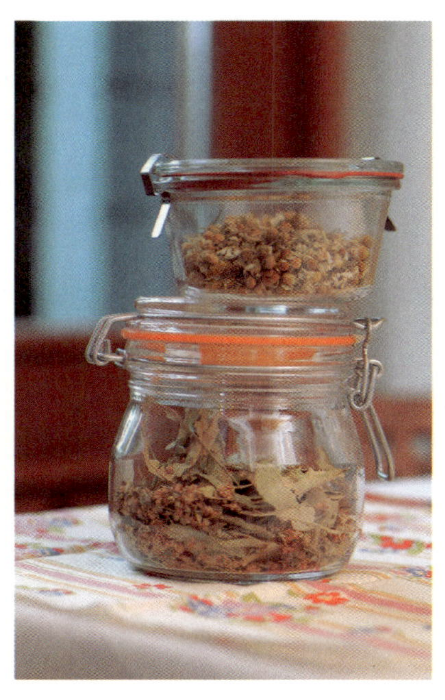

보관 방법

건조한 허브는 2년 정도 보관이 가능하다.
고온과 습기, 직사광선을 피하고, 밀폐된 용
기에 건조제와 함께 넣어 보관한다. 또 건조
한 허브는 습기가 있으면 곰팡이가 생기거
나 품질이 떨어지므로 사용하는 스푼의 물
기를 제거하는 등 주의가 필요하다.

허브 차 끓이는 법

1 물을 끓인다

티포트나 허브 차 전용 컵에 사람 수에 맞춰 허브를 넣는다. 끓인 물을 바로 넣지 말고 조금 식혔다가 붓는다.

＊허브 양은 허브 차 1잔(180ml)에 1티스푼(3~5g)이 기준이다. 딱딱한 열매 등은 스푼 등으로 약간 으깨서 넣으면 성분이 빠져나오기 한결 쉽다.

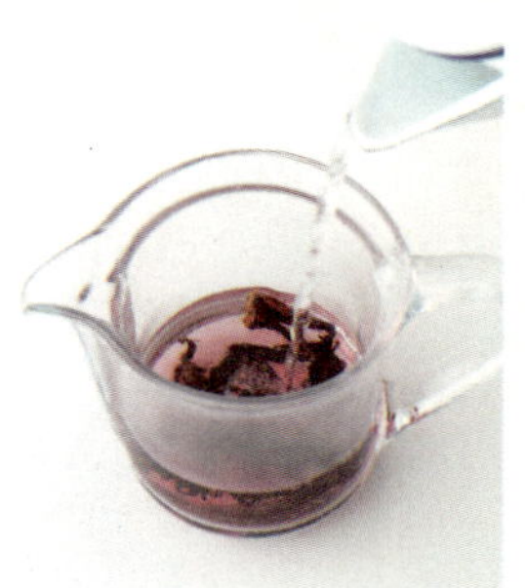

2 허브를 우린다

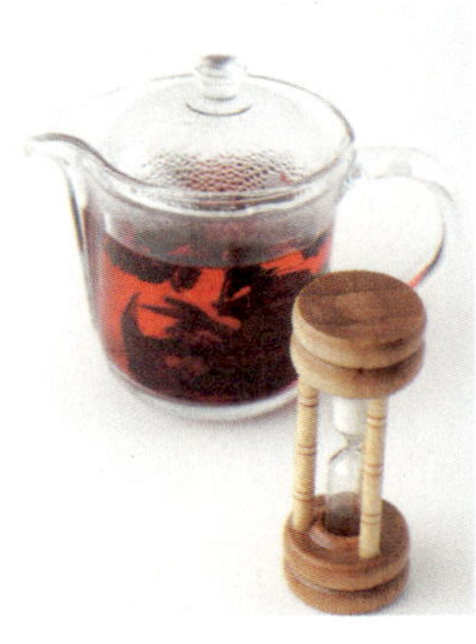

물을 부은 다음 바로 뚜껑을 닫고 3~10분 정도 우린다.

＊뜨거운 물을 부었을 때 생기는 증기에는 뛰어난 효능의 정유 성분이 들어 있다. 그 성분이 빠져나가지 않도록 바로 뚜껑을 덮도록 한다.
＊잎이나 줄기는 좀 짧게, 열매나 씨앗 그리고 뿌리 등은 좀 오래 우려낸다.

3 컵에 따른다

❖티포트의 경우

포트를 흔들어 차의 농도를 균일하게 맞춰주면서 거름망을 이용하여 찻잔에 따른다.

❖허브 차 전용 컵인 경우

허브의 종류에 따라 적당한 시간이 경과하면 바로 허브를 걸러낸다.

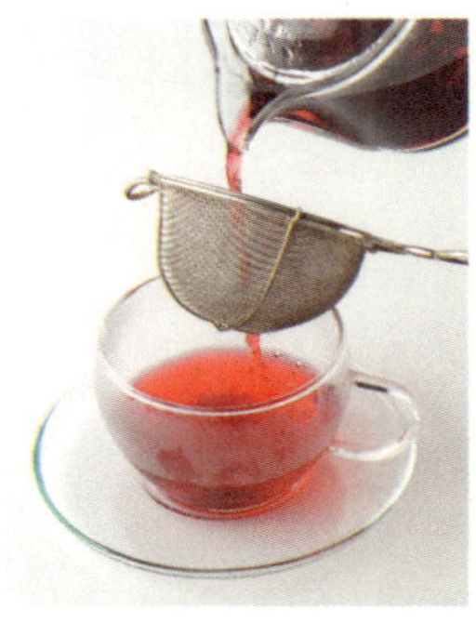

온몸의 군살을 없애주는 허브 음료

펜넬

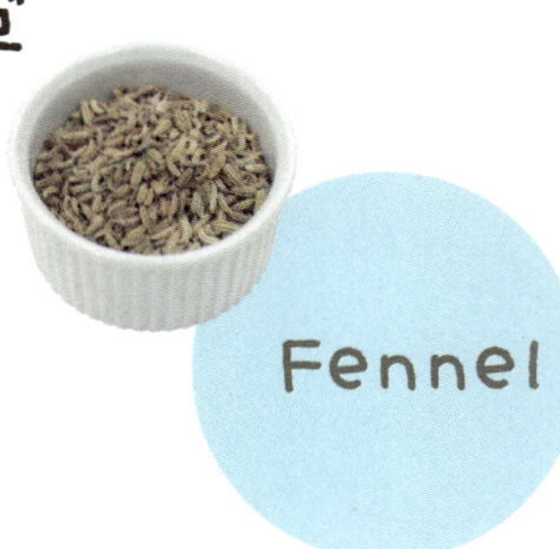

효능 _이뇨 작용, 발한 작용, 부기와 변비 해소, 다이어트 효과 등

Fennel _여분의 수분이나 지방의 배출을 도와주는 다이어트 특효약. 장 안의 가스가 배출되도록 도와주므로 변비에도 효과가 있다. 향긋하고 달콤한 향기가 감귤계 주스와 잘 어울린다.

다이어트 감미료

단맛이 부족할 때는 저칼로리이며 디톡스 효과가 뛰어난 세 가지 감미료를 첨가해보자.

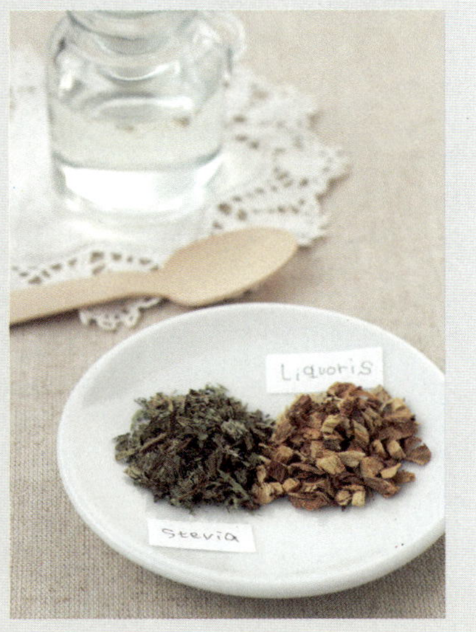

올리고당 _장 안의 환경을 개선시켜주고 독소 발생을 억제한다. 잦은 변비로 고생하는 사람에게 적극 추천하고 싶다.

스테비아 _단맛은 설탕의 200배에 달하지만 저칼로리다. 다른 허브 차와 혼합하여 그 맛을 즐겨보기 바란다.

리코리스(감초) _글리시리진산이 간장의 기능을 강화시켜줘 해독 작용을 도와준다. 강한 단맛이 있다.

체지방을 없애주는 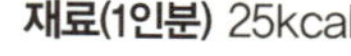 # 펜넬 오렌지 주스

재료(1인분) 25kcal

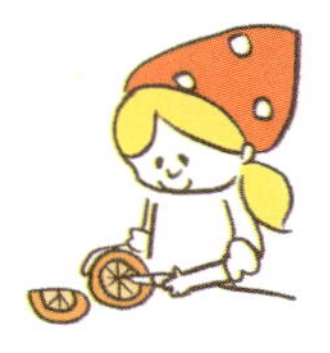

펜넬(건조) ······ 1티스푼

끓인 물 ······ 100㎖

오렌지 주스 ······ 50㎖

얼음 ······ 적당량

오렌지(장식용) ······ 슬라이스 1/2조각

만드는 법

1. 포트에 펜넬을 넣고 끓인 물을 붓는다. 5분 정도 우린 뒤, 차를 다른 포트에 걸러내어 식힌다.

2. 글라스에 얼음을 넣고 오렌지 주스를 따른다.

3. 2에 1을 천천히 따른 뒤, 오렌지로 장식한다.

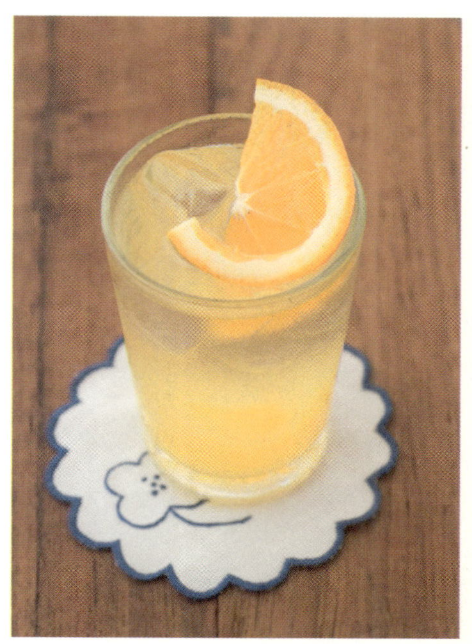

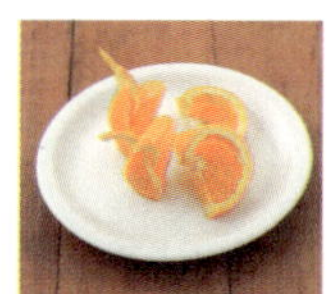

로즈힙

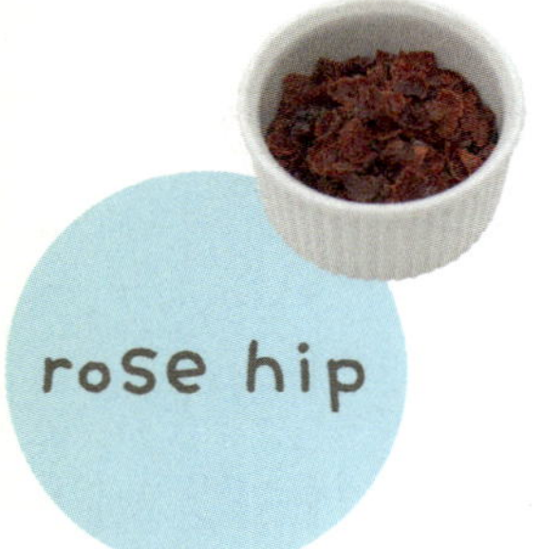

효능 _변비, 피부 개선, 이뇨 작용, 피로 회복 등
Rose Hip _비타민이 풍부한 것으로 유명한 로즈힙은 비타민C의 경우 레몬의 20배에 달한다. 그 외에 연화 작용을 하는 펙틴을 다량 함유하고 있다. 특히 여성들에게 인기 있는 허브로 피부 미용과 변비에 효과적이다. 신맛이 있으므로 감미료를 섞어 마시는 편이 좋다.

하이비스커스

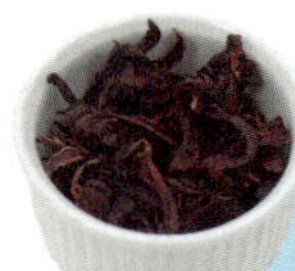

효능 _간 기능 강화, 건위 작용, 이뇨 작용, 피부 개선, 피로 회복 등
Hibiscus _비타민C와 구연산을 다량 함유하고 있어 피부 개선과 피로 회복을 도와준다. 또 여분의 염분이나 수분을 배출하는 데 꼭 필요한 칼륨이 많아 부기 해소에 효과가 있다. 루비와 같은 붉은색으로 무척 아름답다.

하이비스커스와 로즈힙 주스

재료(1인분) 28kcal

로즈힙 …… 1/2티스푼

하이비스커스 …… 1/2티스푼

끓인 물 …… 100㎖

잘게 부순 얼음 …… 적당량

여지(리치) …… 3개

소다수 …… 50㎖

올리고당 …… 2작은스푼

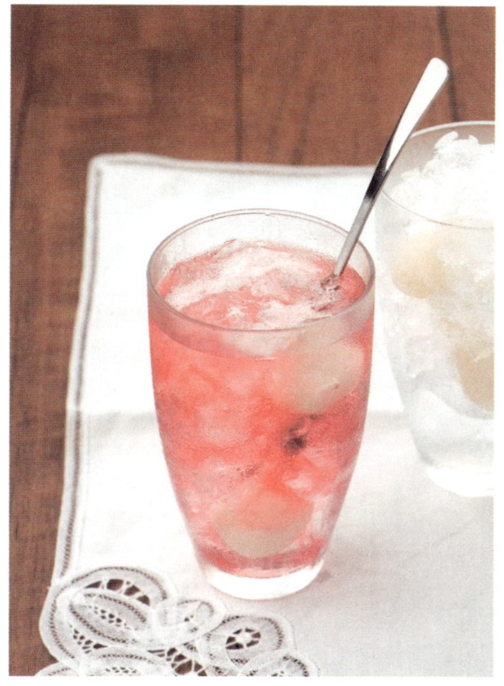

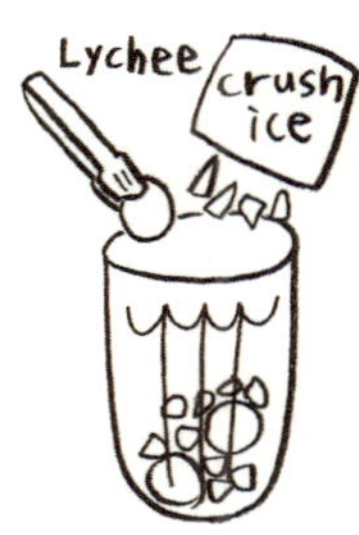

글라스에 잘게 부순 얼음과 리치를 번갈아가며 넣어보자. 그러면 흰 리치가 빨간 주스에 떠오르는 것을 볼 수 있다.

만드는 법

1. 로즈힙과 하이비스커스를 포트에 넣고 끓인 물을 붓는다. 3~4분 우린 뒤, 차를 다른 포트에 걸러서 식혀둔다.

2. 글라스에 잘게 부순 얼음과 리치를 적당히 넣고 1을 붓는다.

3. 2에 소다수를 넣은 다음 잘 섞는다. 원하는 만큼 올리고당을 첨가한다.

민들레 커피

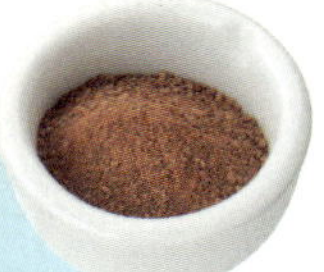

효능 _이뇨 작용, 소화 촉진, 부기와 변비 해소, 여드름, 냉한 체질 개선 등

Dandelion _이뇨 작용에 뛰어나고, 여분의 수분이나 염분을 배출시켜준다. 또 간장을 강화시켜 간의 활동을 활성화시켜주므로 술을 마신 다음에 마시면 좋다. 커피와 같은 색과 맛을 즐길 수 있는 디카페인 차.

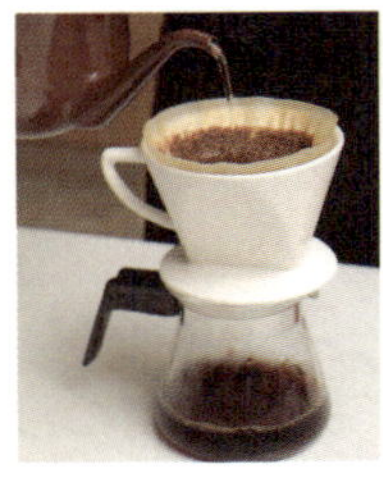

1. 민들레 커피를 끓인다.

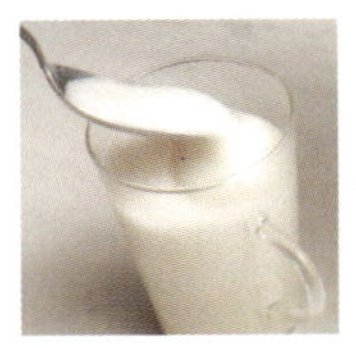

2. 글라스에 먼저 두유 거품과 따뜻한 두유를 넣는다.

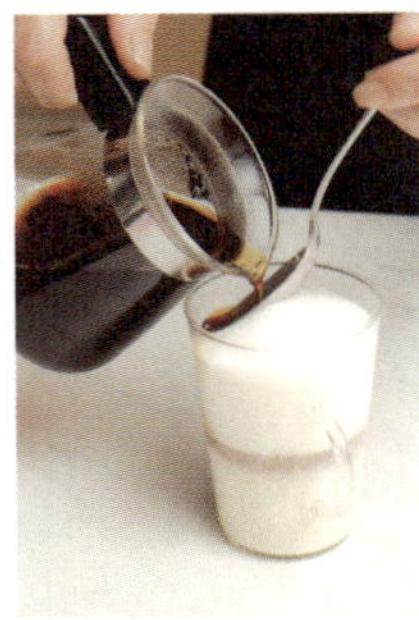

3. 천천히 민들레 커피를 붓는다.

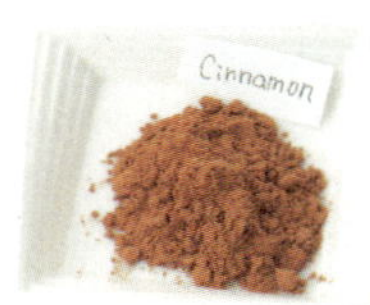

시나몬 Cinnamon

Cinnamon _시나몬(계피)은 피의 흐름을 촉진시키고 몸을 따뜻하게 해줘 신진대사 활동이 활발해지도록 한다. 중국에서는 한방으로 건위, 발한, 해열 등의 약으로 사용되고 있다. 맛에 변화를 주기 위해 다른 허브에 조금 넣어보도록 하자. 차의 맛을 한결 순하게 만들어준다.

레몬 그래스

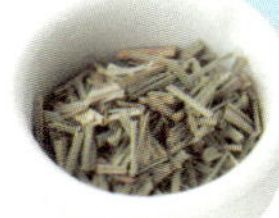

Lemon Grass

효능 _살균 작용, 소화 촉진, 빈혈 예방, 소화 불량 해소 등
Lemon Grass _복부의 당김을 완화시키고 장에서 가스가 배출되도록 도와준다.
또 위와 장이 활발하게 활동하도록 하므로 소화 촉진에 효과가 있어 식후에 마시
면 아주 좋다. 상큼한 레몬 향이 기분까지 상쾌하게 해준다.

1. 레몬그래스와 생강
   을 넣고 차를 끓인다.

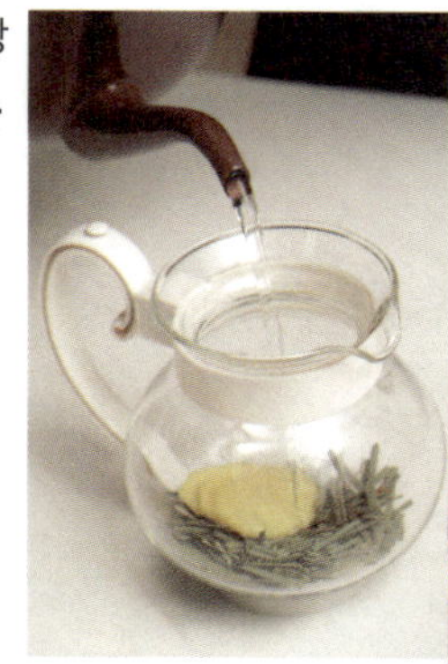

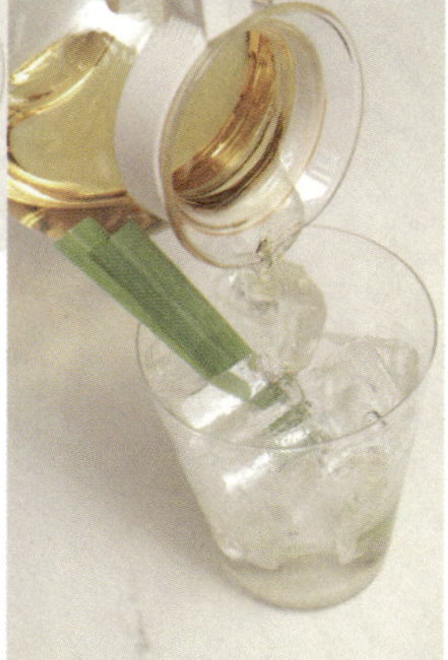

2. 건조시키지 않은 레몬
   그래스 잎을 빨대처럼
   꽂아 보기 좋게 장식
   한다.

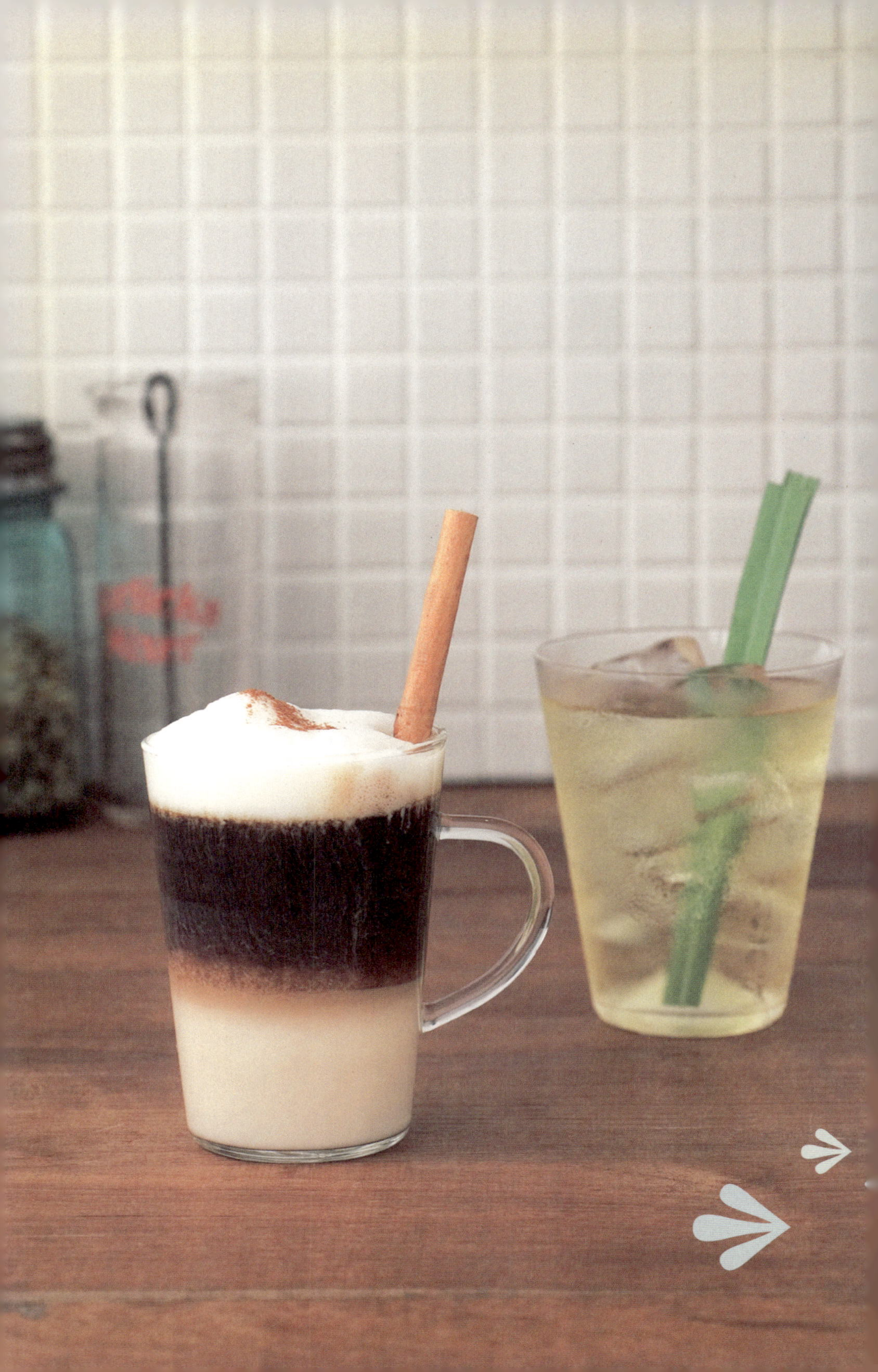

손발의 부기를 빠지게 하는

민들레 커피 카푸치노

재료(1인분) 30kcal

민들레 커피 …… 10g

끓인 물 …… 100㎖

두유 …… 50㎖

시나몬 스틱 …… 1개

시나몬 파우더 …… 적당량

만드는 법

1. 종이필터를 끼운 여과기에 민들레 커피를 넣는다. 끓인 물을 조금씩 부어가며 커피의 농도를 짙게 한다.
2. 두유를 그릇에 넣고 거품기로 거품을 만든다. 고운 거품이 만들어지면 글라스에 두유와 함께 넣는다.
3. 2의 글라스에 스푼 등을 이용해서 천천히 1을 붓는다.
4. 시나몬 스틱으로 장식하고 시나몬 파우더를 뿌리면 완성.

스트레스를 상큼하게 풀어주는

레몬그래스 진저주스

재료(1인분) 2kcal

레몬그래스(건조) …… 1티스푼

끓인 물 …… 100㎖

생강 …… 2조각

레몬그래스(생잎) …… 적당량

얼음 …… 적당량

만드는 법

1. 포트에 레몬그래스와 생강 조각을 넣고 끓인 물을 붓는다. 5분 정도 우린 뒤, 다른 포트에 걸러내어 냉장고에서 식힌다.
2. 레몬그래스 생잎으로 글라스를 장식하고 얼음을 듬뿍 넣는다.
3. 2에 1을 붓고, 원하는 만큼 올리고당을 첨가한다.

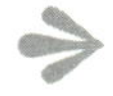

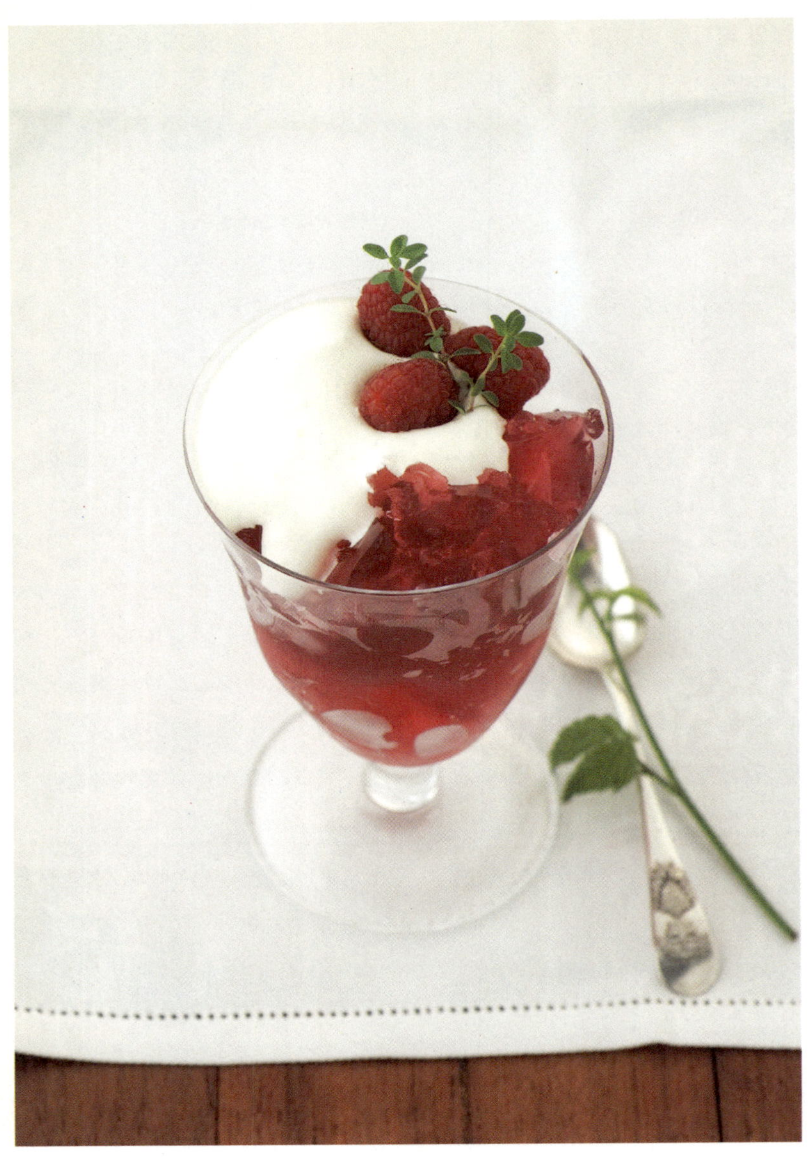

달콤하지만 칼로리가 적은 허브 간식

다이어트 중에도 달콤한 음식은 먹고 싶어지게 마련이다. 그런 당신에게 맛도 좋고 건강에도 좋은 해독 허브를 이용한 달콤한 젤리와 케이크 만드는 법을 소개하겠다.

지친 몸을 달래주는

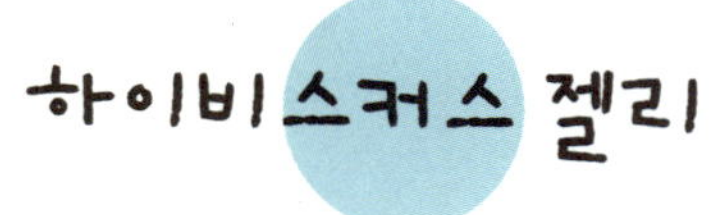

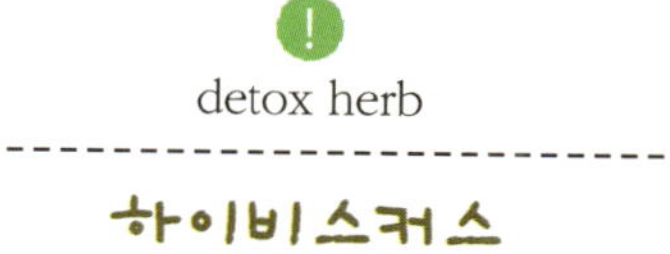

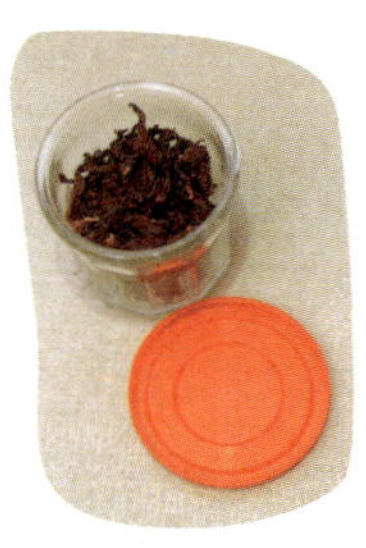

거친 피부와 지친 몸을
치유해주는 허브

재료(칵테일용 글라스 4개분)

1인분 90kcal

하이비스커스 …… 1작은스푼

판 젤라틴 …… 1장(11g)

끓인 물 …… 320㎖

올리고당 …… 3작은스푼

라즈베리(나무딸기) …… 2~3개

생크림 …… 30㎖

※라즈베리와 생크림은 1인분 기준임.

만드는 법

1. 판 젤라틴은 물에 담가 불린다. 생크림은 거품을 내어 차게 식힌다.

2. 포트에 하이비스커스를 넣고 끓인 물을 붓는다. 3분 정도 우려서 하이비스커스 차를 만든다. 유리볼에 하이비스커스 차를 따른 다음 뜨거운 동안에 1의 판 젤라틴을 넣어 녹인다. 올리고당을 첨가한다.

3. 뜨거운 열기가 빠지면 냉장고에 넣고 굳힌다.

4. 글라스에 3을 스푼으로 옮겨 담고, 생크림과 라즈베리로 장식한다.

펜넬 파운드케이크

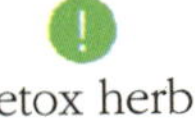

펜넬

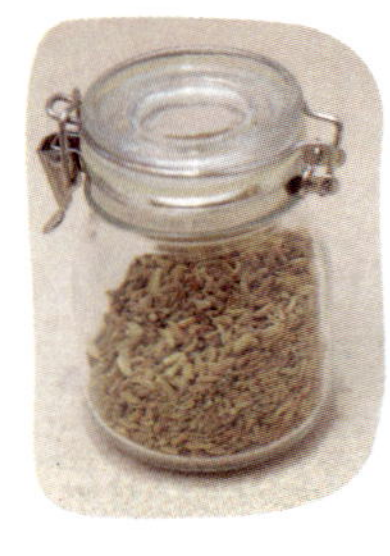

소화 불량이나 변비에
효과가 뛰어난 허브

재료

(8.5×6.5㎝ 크기의 파운드케이크 2개분)

1개당 1,035kcal

펜넬 …… 1작은스푼

박력분 …… 160g

베이킹파우더 …… 1작은스푼

시나몬파우더 …… 1작은스푼

버터 …… 120g

상백당(순도가 높고 입자가 고운 백설탕)

…… 100g

달걀 …… 2개

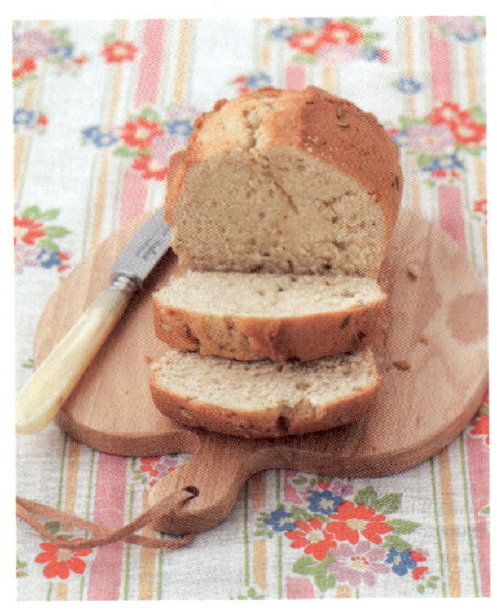

만드는 법

1. 박력분에 베이킹파우더와 시나몬
   파우더를 넣고 섞은 다음 체에 거
   른다.

2. 버터를 실온에서 부드럽게 만든
   뒤 상백당을 넣고 거품기로 하얗
   게 될 때까지 잘 저어준다.

3. 2에 달걀을 조금씩 넣으며 잘 섞어
   준다.

4. 3에 펜넬과 1을 넣고 잘 혼합하여
   틀에 붓는다. 180도 오븐에서 30분
   정도 굽는다.

로즈힙 컵케이크

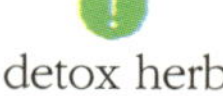

로즈힙

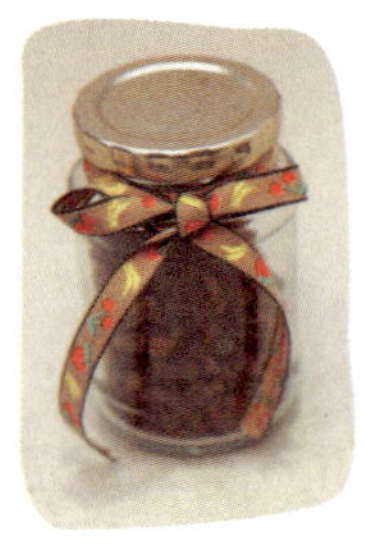

비타민을 풍부하게 함유한
피부에 좋은 허브

재료(12개분) 1개당 125kcal

로즈힙 …… 5g

박력분 …… 100g

베이킹파우더 …… 1작은스푼

버터 …… 100g

달걀 …… 1개

상백당 …… 70g

흰깨 …… 적당량

만드는 법

1. 로즈힙을 물 40*ml*에 넣고 끓인다. 박력분과 베이킹파우더를 잘 섞어 체에 거른다. 버터는 중탕시켜 녹인다.

2. 유리볼에 달걀과 상백당을 넣고 거품기로 잘 저어서 거품을 낸다.

3. 2에 미리 체 쳐놓은 박력분과 베이킹파우더를 넣고 골고루 섞는다. 녹인 버터를 넣고 로즈힙 끓인 물을 부은 뒤 섞어준다.

4. 컵에 붓고 흰깨를 뿌려 장식한 다음 180도 오븐에서 20분 정도 굽는다.

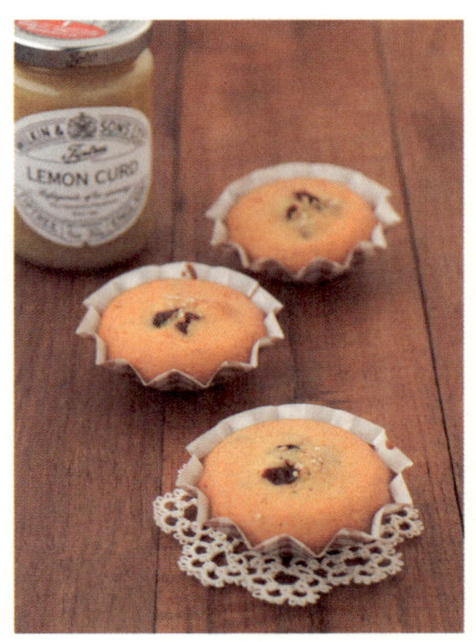

다이어트에 효과적인 한천 디톡스

한천은 건강한 다이어트를 도와주는 식이섬유가 풍부한 식품

➜ ➜ ➜

건강한 다이어트의 적은 변비. 식사량을 줄이면서 지나치게 다이어트를 하면, 체중은 줄지만 그만큼 변의 양도 줄어 변비에 걸리게 된다. 그렇게 해서는 건강하게 살을 뺄 수 없다.

노폐물이 오랜 기간 장에 쌓여 있으면, 몸 안에서 독소가 발생하여 피부가 거칠어지고 여드름이나 냉증, 어깨 결림 등 몸에 여러 가지 문제를 일으킨다. 또 본래 인간이 지닌 내장과 세포의 활동을 방해하기 때문에 신진대사가 원활히 이루어지지 않아 지방이 연소되지 않는다.

변비 해소에는 식이섬유를 섭취하는 것이 가장 좋다. 그런데 요즈음 화제가 되고 있는 한천(우뭇가사리 등의 추출액을 동결 건조시킨 것)에는 식이섬유의 함유량이 어느 식품보다 높아 디톡스 다이어트에 매우 효과적이다.

80퍼센트가 식이섬유인 한천은 장 안에 쌓여 있는 노폐물을 밖으로 배출하기 쉽도록 도와준다. 그리고 장의 활동을 돕는 정장 작용을 하기 때문에 피부의 윤기를 되찾아주고 건강하게 살을 뺄 수 있도록 한다.

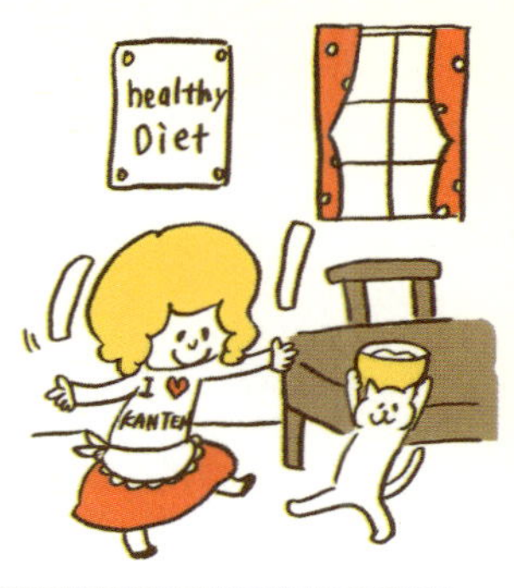

식사 전에 섭취하는 것이 다이어트에 효과적

→ → →

한천은 식전에 먹는 것이 다이어트에 효과적이다. 한천의 식이섬유는 다량의 수분을 포함하고 있기 때문에 이것이 위 안에서 부풀면 적은 양으로도 쉽게 포만감을 느낄 수 있다. 또 당질과 지질을 함께 배출시키기 때문에 여분의 당질이 체지방으로 쌓이는 것을 막아준다. 그래서 자연스럽게 살이 빠지게 된다.

효과가 뛰어나고 방법이 간단해 누구나 꾸준히 할 수 있는 한천 디톡스

→ → →

한천의 사용법은 매우 간단하다. 차와 커피, 그 외에 일본식 된장국이나 수프 등에 넣고 끓이면 된다.

밥을 지을 때 한천 가루를 넣는 것도 좋은 방법이다. 쌀 1홉(약 180㎖)당 한천 가루 1g 비율로 넣고 지으면 밥이 찰지고 맛도 좋다. 그리고 한천을 뜨거운 물에 녹인 다음 차갑게 식혀 만든 한천 젤리는 오랫동안 포만감을 유지시켜주며 혈당의 상승을 억제한다. 달콤한 과자나 탄수화물을 먹어도 쉽게 배출할 수 있게 도와주고 공복감을 억제시켜주기 때문에 다이어트에 제격이다.

한천 다이어트는 적은 비용으로 꾸준히 할 수 있으므로, 평소 식사를 통해 섭취하여 디톡스 효과를 향상시키도록 하자.

디톡스 주스 + 한천으로 만드는 스페셜 칵테일

해독 효과가 뛰어난 디톡스 주스에 한천을 첨가하여 젤리를 만들어보았다.

다양한 과일이 들어 있어 피부도 좋아하는 스페셜 칵테일.

적게 먹어도 배부른

민트 한천 프루트칵테일

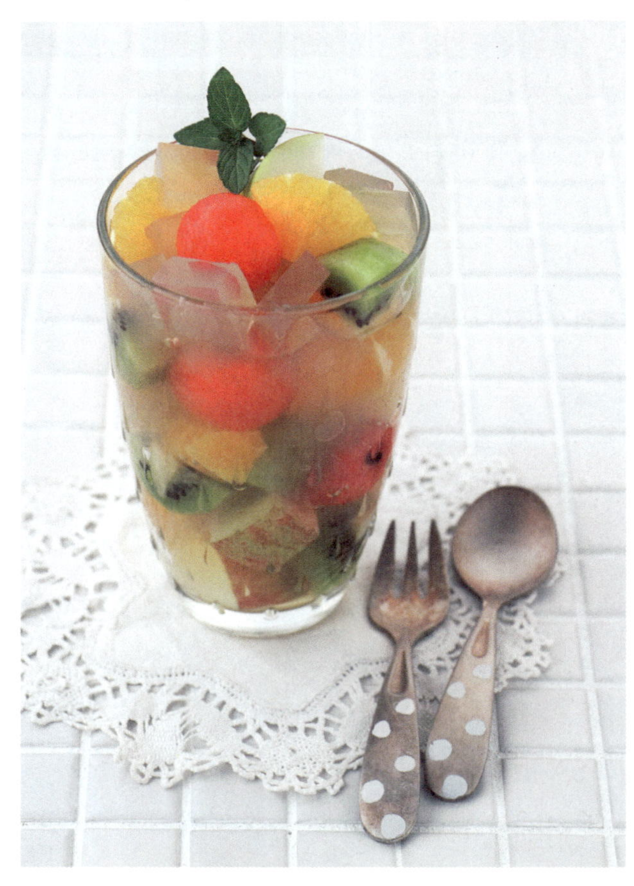

재료(칵테일글라스 1개분) 110kcal

디톡스 주스 …… 300㎖

한천 가루 …… 2g

키위 …… 2/3개

사과 …… 1/4개

수박 …… 40g

오렌지 …… 1/2개

[시럽]

올리고당 …… 1큰스푼

디톡스 주스 …… 100㎖

민트(장식용) …… 적당량

※ 디톡스 주스 만드는 법은 20쪽 참조

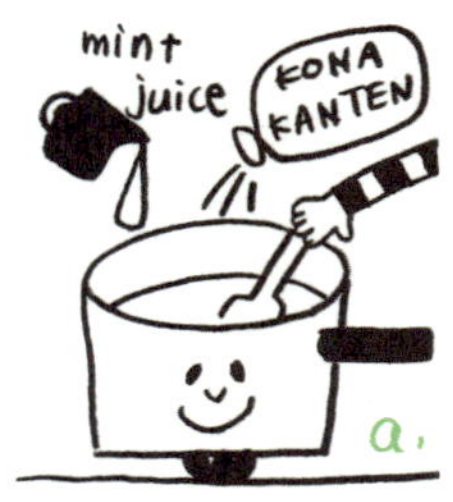

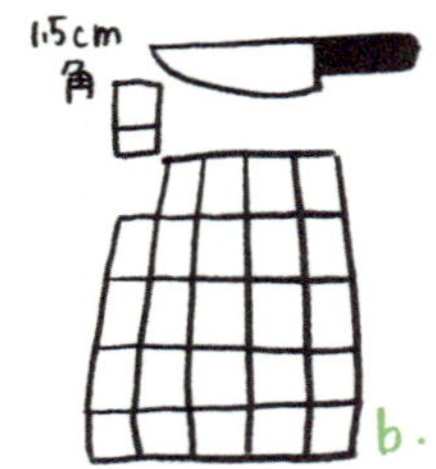

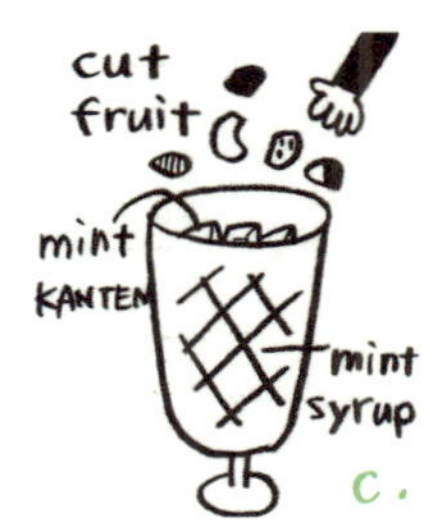

만드는 법

1. 페퍼민트 디톡스 주스에 한천 가루를 넣고 끓여서 녹인다(일러스트 a). 용기에 부어 식혀서 굳힌다.

2. 1이 굳어지면 1.5㎝ 크기로 깍둑썰기 한다(일러스트 b).

3. 키위와 사과, 오렌지는 먹기 편한 크기로 자르고, 수박은 스푼으로 동그랗게 떠낸다.

4. 시럽용 디톡스 주스와 올리고당을 섞는다. 여기에 2와 3을 넣고 식힌 다음, 글라스에 담는다(일러스트 c). 민트로 보기 좋게 장식하면 맛있는 젤리 완성.

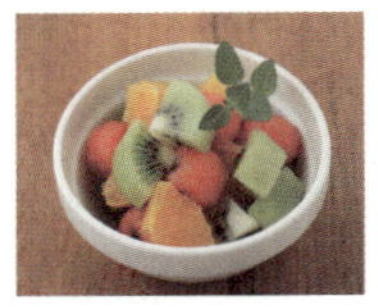

과일은 먹기 좋은 크기로 잘라서 각각의 색깔이 서로 어울리도록 그릇에 담아놓는다. 좋아하는 과일을 넣으면 자기만의 프루트칵테일이 완성된다.

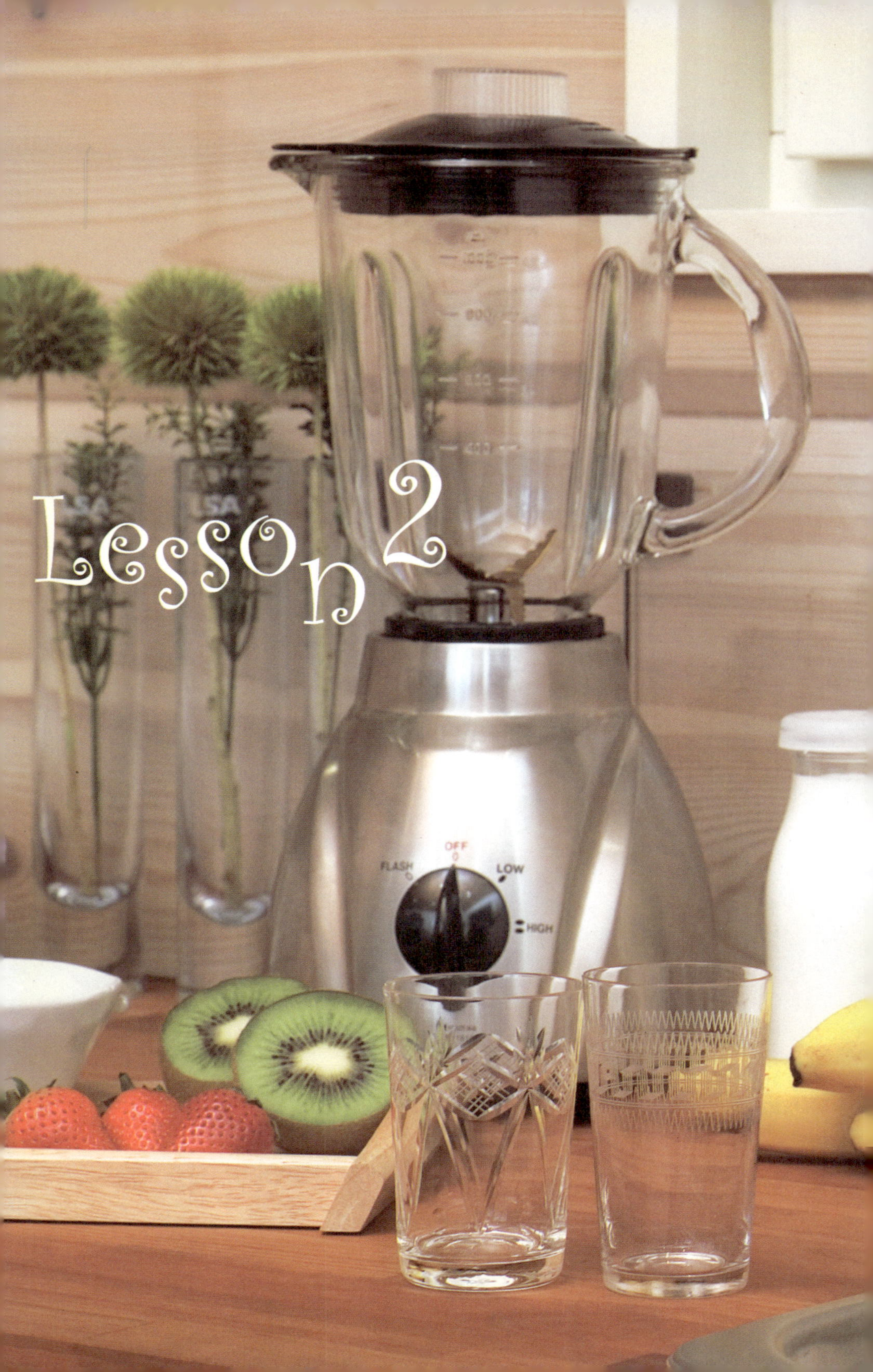

Lesson 2

하 루 가
상 쾌 해 지 는
주 스 다 이 어 트

현대인의 식생활에는 디톡스에 필요한 식이섬유가

부족하다. 그래서 몸 안에 노폐물이 쌓이고

피부가 거칠어지며 여기저기가 붓는 등

문제가 생기는 것이다. 섬유질 디톡스 주스로

장을 자극하여 독소를 말끔히 제거하도록 하자.

아침 대신 주스로 장을 깨끗하게 하자

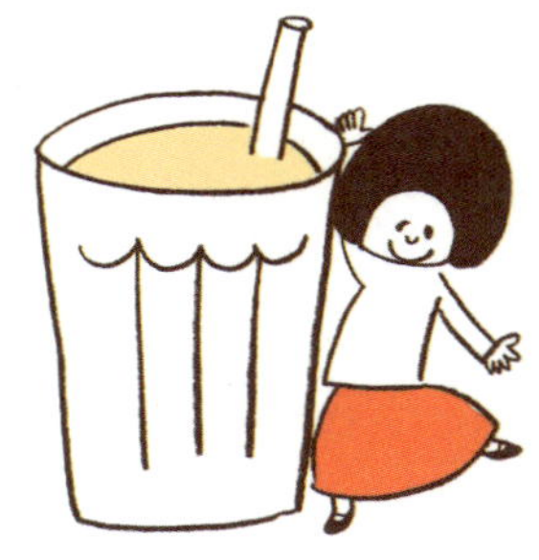

장 안의 노폐물을 깨끗이 청소해주는 식이섬유

대부분의 현대 여성이 변비와 설사로 고생하고 있다. 무리한 다이어트와 스트레스, 불규칙한 생활 습관 등으로 장의 활동이 둔해진 것이 주요 원인이다.

정상적으로 배설되어야 할 노폐물이 장 안에 오랫동안 머물면서 생긴 독소로 인해, 피부가 거칠어지고 여드름과 냉증, 어깨 결림 등 몸에 여러 가지 이상 증상이 발생한다. 이것을 말끔히 해소해주는 것이 식이섬유이다. 식이섬유는 변의 배출을 촉진하여 장 안을 깨끗이 청소해준다.

밤부터 아침까지 공복 시에는 위장을 쉬게 한다

섬유질 디톡스를 시작한 사람이라면 누구나 어떻게 해야 가장 효과적인지 궁금할 것이다. 저녁식사는 되도록 일찍 하고 아침식사 때까지 공복 시간을 두도록 한다. 잠자는 동안 위장을 비워놓아야 위장도 충분히 휴식을 취할 수 있다. 다음 날 아침에는 식사로 섬유질 주스를 마신다. 그러면 섭취한 식이섬유가 장을 자극해준다. 결국 필요한 영양분은 흡수되고 불필요한 노폐물은 배설하는 장 본연의 순환이 향상된다.

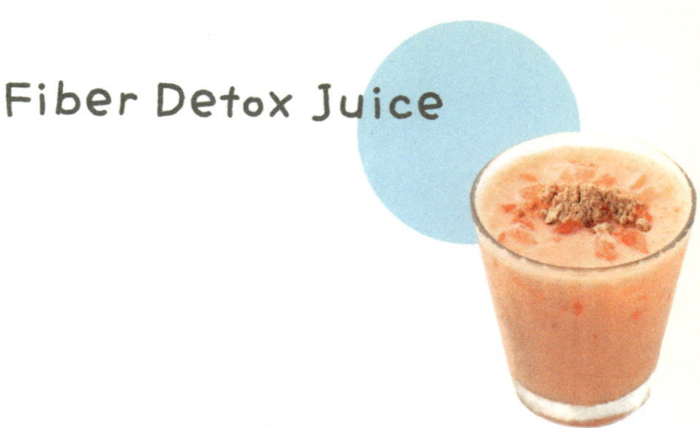

섬유질 디톡스 주스의 놀라운 효과

Point 1

식이섬유의 힘으로 장을 청소한다. 배변과 이뇨 작용으로 노폐물이 몸 밖으로 원활하게 배출된다. 따라서 변비와 부기가 해소된다.

Point 2

아침식사 대신 마시면 해독 성분이 몸 안 구석구석까지 전달된다. 하루 종일 활동하느라 지친 위장을 밤에는 충분히 쉬게 하고, 아침에 섬유질 디톡스 주스를 마시면 장의 흡수력이 더욱 높아진다.

Point 3

야채와 과일 그대로의 맛을 즐길 수 있는 신선한 주스는 미용에 좋다. 시중에서 판매하는 야채주스는 비타민이 거의 파괴되어 있다. 집에서 직접 만든 생주스라야 자연의 생명력을 그대로 마실 수 있다. 산화하기 쉬우므로 만든 다음 10분 이내에 마시도록 하라.

바쁜 아침, 간단하게 주스 만드는 법

미리 알맞은 크기로 잘라두면 믹서로 갈 때 한결 수월하다.

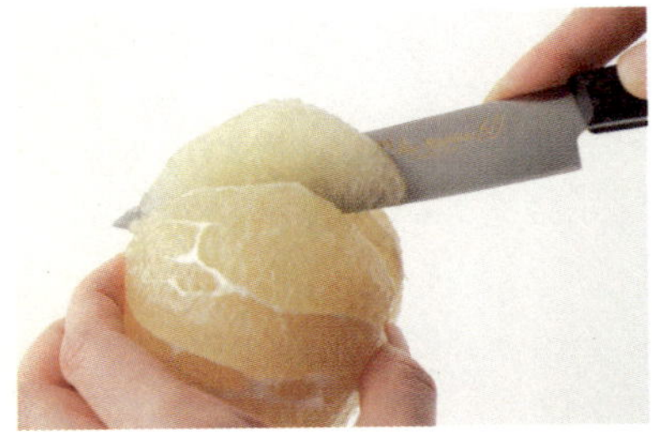

감귤류는 과육만을 사용한다

그레이프프루트나 오렌지 등의 감귤류는 칼을 이용해 얇은 막과 껍질을 같이 벗긴다. 과육 사이에 칼집을 넣어 과육을 떼어낸다. 그때 씨를 제거하는 것을 잊지 말 것.

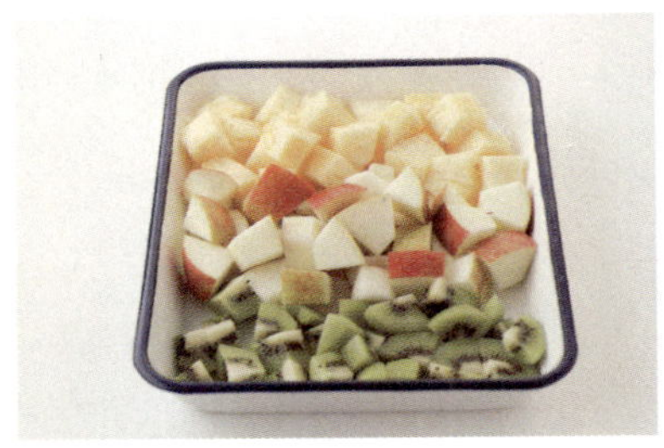

사과와 키위, 파인애플은 깍둑썰기로 자른다

사과는 씨와 심을 제거한다. 껍질이 입안에 닿는 느낌이 싫으면 껍질도 벗기도록 한다. 각각 2cm 크기로 자른다.

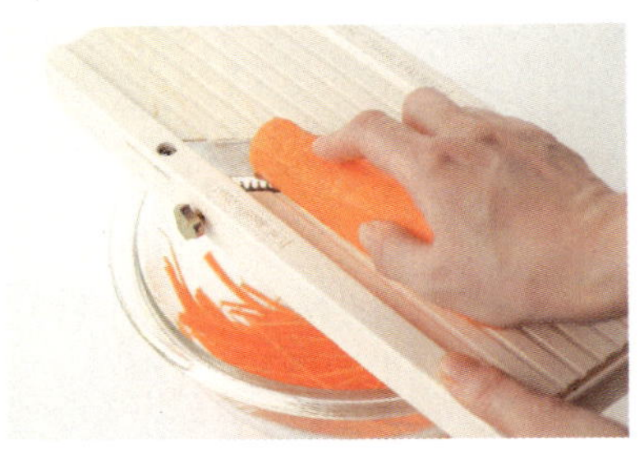

당근은 채를 썬다

당근은 껍질을 벗긴 다음 채를 썬다. 전용 슬라이서를 이용하면 간단하게 썰 수 있다.

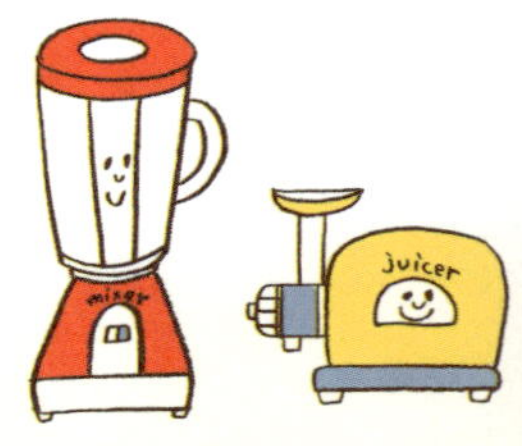

블루베리 등의 베리류는 그대로 냉동시킨다

블루베리와 라즈베리, 딸기 등은 자를 필요 없이 그대로 사용한다. 딸기는 꼭지를 제거한다. 과일을 그대로 냉동시켜서 스무디를 만들 수도 있다.

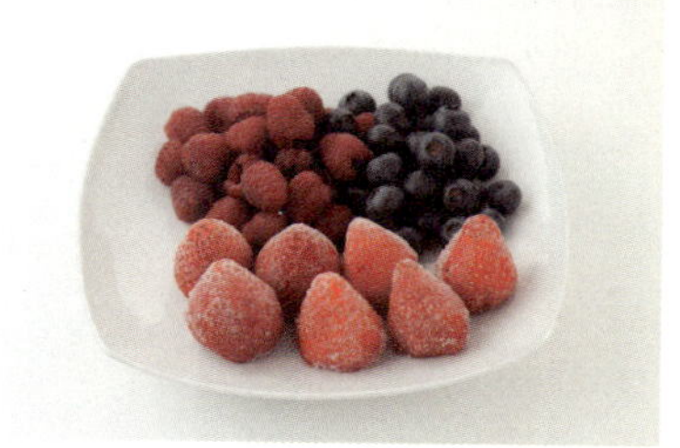

망고와 아보카도는 스푼으로 알맹이를 뜬다

익어서 부드러운 망고와 아보카도는 반으로 잘라 씨를 제거한 다음 스푼으로 알맹이를 떠놓는다.

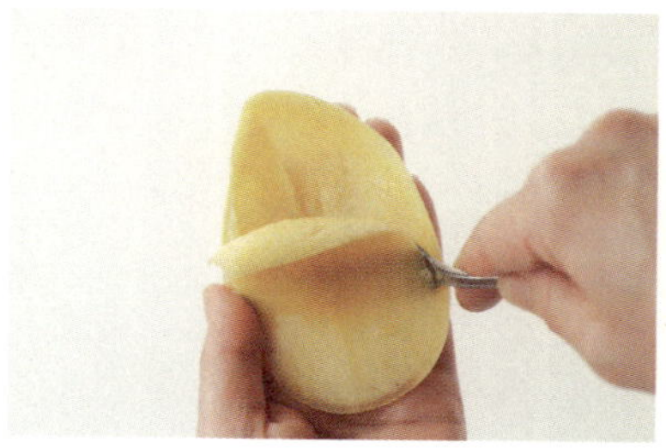

믹서가 멈추었을 때는 내용물을 한번 저어준다

회전하지 않는 것은 수분이 부족하기 때문이다. 계절에 따라 야채와 과일의 상태가 다르므로 기본 음료를 준비했다가 수분을 조절한다.

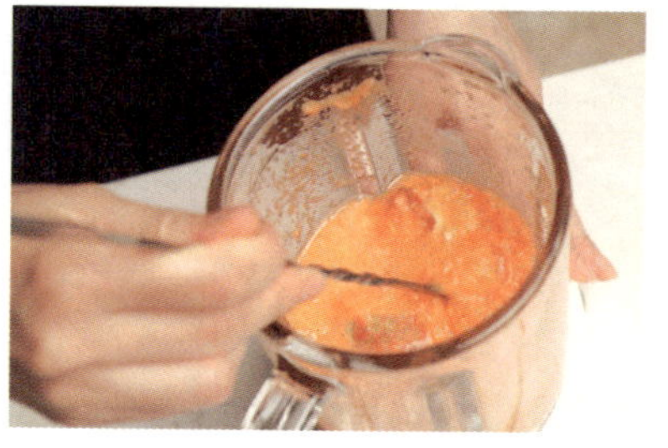

섬유질 디톡스 주스를 만들 때는 믹서를 이용하라 _믹서는 바닥의 칼날이 회전하여 재료를 갈아준다. 그러나 주서는 재료를 잘게 간 다음 필터를 통해 즙만 걸러준다. 이와 같은 구조의 차이 때문에, 식이섬유를 그대로 섭취할 수 있는 믹서가 좋다.

사과 × 블루베리 스무디

Apple ✗ Berry

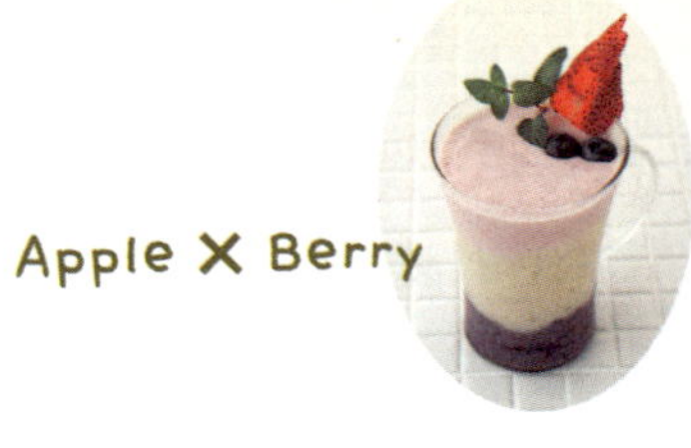

재료(1인분) 118kcal

A 사과(냉동) ······ 1/3개

　두유 ······ 50㎖

B 블루베리(냉동) ······ 8개

　두유 ······ 30㎖

C 딸기(냉동) ······ 3개

　두유 ······ 40㎖

　올리고당 ······ 적당량

[장식용]

블루베리 ······ 적당량

딸기 ······ 적당량

민트 잎 ······ 적당량

만드는 법

1. 사과는 껍질을 벗겨 2㎝ 크기로 자른 뒤, 물에 씻어서 냉동시킨다. 딸기는 꼭지를 뗀 다음에, 블루베리는 그대로 냉동시킨다.

2. 재료 A, B, C를 각각 믹서에 넣고 돌린다. 단맛이 부족하면 올리고당을 첨가한다.

3. 글라스에 A의 사과 스무디, B의 블루베리 스무디, C의 딸기 스무디를 순서대로 조심스럽게 따른다. 블루베리와 딸기, 민트 잎으로 장식한다.

✳ 해독 식품

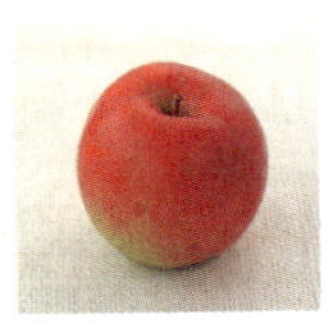

사과

사과는 수용성 식이섬유와 펙틴이 풍부하다. 펙틴은 몸 안의 독소를 찾아 배출시켜주는 효능이 있다.

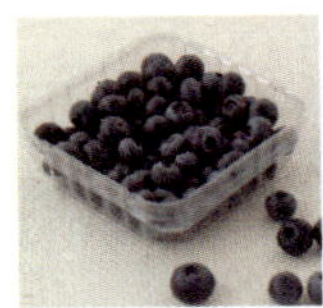

블루베리

색소인 안토시안은 눈에 쉽게 피로를 느껴 두통 증상을 보이는 안정피로에 좋을 뿐만 아니라 강력한 항산화 작용을 한다. 또 식이섬유가 대단히 풍부하여 정장 작용을 도와준다.

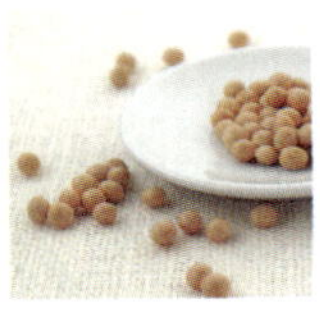

두유(대두)

신진대사를 촉진시키는 비타민B군과 대두 이소플라본(콩 단백질의 하나. 여성 호르몬인 에스트로겐의 분비를 유도한다)은 항산화 작용을 한다. 독소를 배출시켜주는 식이섬유가 풍부하다.

망고 × 파인애플

재료(1인분) 184kcal

망고 …… 1개

파인애플 …… 1조각(껍질을
벗겨 동그랗게 손질한 것)

요구르트(무가당·저가당)
…… 100㎖

바닐라에센스 …… 약간

벌꿀 …… 1작은스푼

얼음 …… 적당량

만드는 법

1. 망고는 반으로 잘라서 스푼을 이용해 알맹이
   를 떠내고, 파인애플은 2㎝ 크기로 자른다.
2. 믹서에 1과 요구르트, 바닐라에센스, 벌꿀을
   넣고 돌린다.
3. 글라스에 얼음을 넣고 2를 따른다.

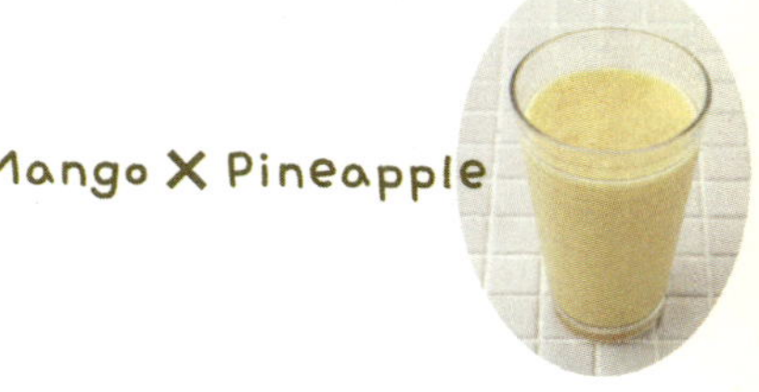

✳ 해독 식품

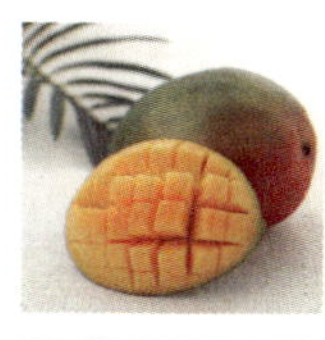

망고
이뇨 작용을 돕는 칼륨과 장 안의 독소 제거를 도와주는 식이섬유, 항
산화 작용을 하는 카로틴이 듬뿍 담겨 있다.

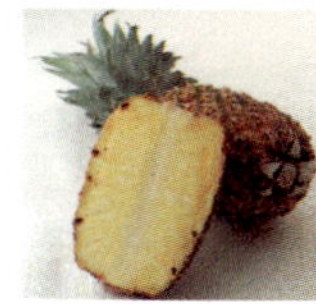

파인애플
파인애플에는 고기를 연하게 하여 소화를 돕는 효소가 들어 있어, 고기
와 같이 먹으면 위장 활동에 좋다.

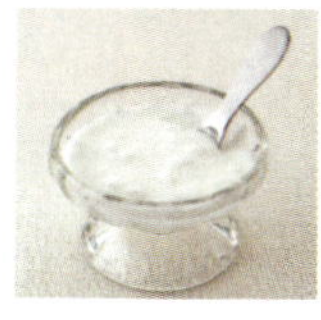

요구르트
유산의 산뜻한 신맛이 식욕을 증진시키고 위액의 분비와 장의 연동 운
동을 촉진시켜 소화 흡수를 돕는다.

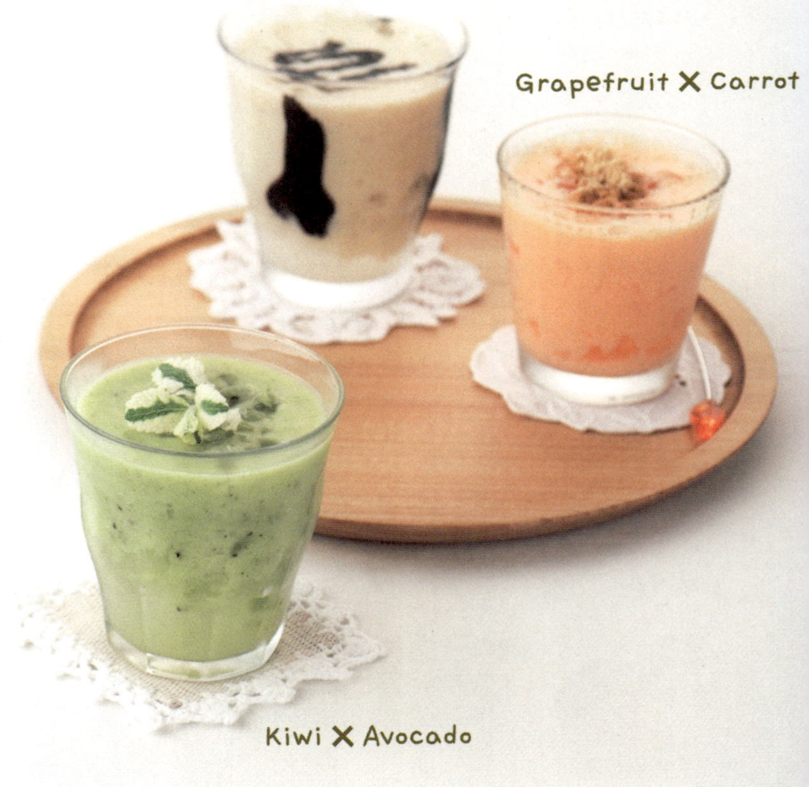

Banana ✕ Black Sesame
Grapefruit ✕ Carrot
Kiwi ✕ Avocado

키위 × 아보카도

재료(1인분) 168kcal

키위 ······ 1개

아보카도 ······ 1/4개

그레이프프루트 주스 ······ 100㎖

얼음 ······ 2개

흰깨 ······ 약간

민트 잎(장식용) ······ 적당량

만드는 법

1. 키위는 껍질을 벗겨 2㎝ 크기로 자른다.

2. 믹서에 1과 그레이프프루트 주스를 넣고, 반으로 자른 아보카도를 스푼으로 떠서 넣는다. 얼음을 넣은 뒤 믹서를 돌린다.

3. 2를 글라스에 따른 다음, 흰깨를 뿌리고 민트 잎으로 장식한다.

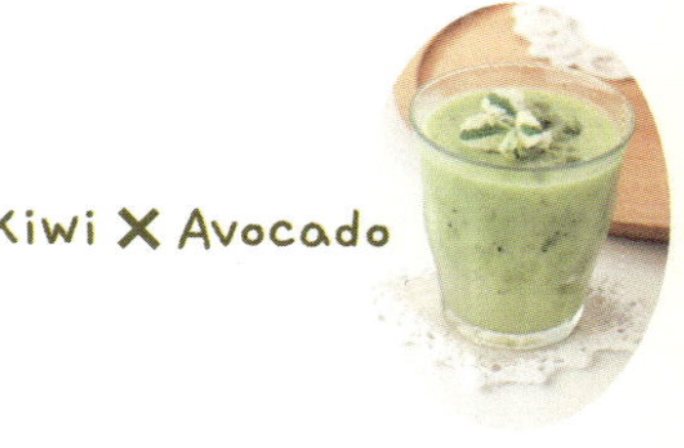

✳ 해독 식품

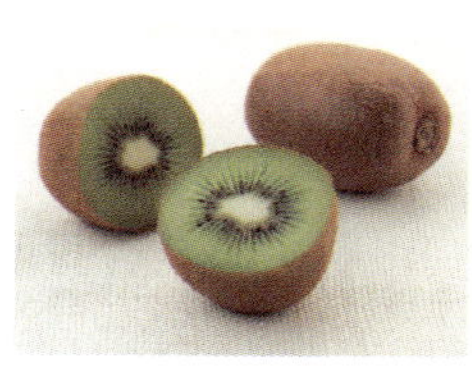

키위

그린키위에는 피부의 면역력을 높여주는 폴리페놀이 듬뿍 들어 있다. 올리고당도 함유하고 있어 변비에 좋다.

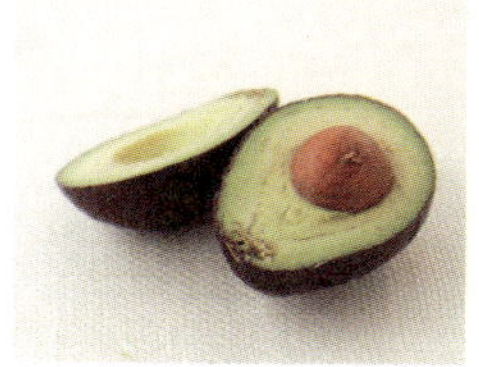

아보카도

장 안에서 강한 해독 작용을 하는 칼륨과 식이섬유가 다량 함유되어 있다. 영양이 풍부하여 체력 회복에도 효과가 있다.

바나나 × 검은깨

재료(1인분) 178kcal

바나나(잘 익은 것) …… 1개

검은깨 페이스트 …… 1작은스푼

두유 …… 100㎖

레몬즙 …… 약간

올리고당 …… 적당량

얼음 …… 2개

만드는 법

1. 믹서에 잘 익은 바나나와 두유, 레몬즙을 넣고 각자의 취향에 따라 올리고당과 얼음을 적당히 넣은 다음 돌린다.
2. 글라스에 검은깨 페이스트(으깨서 걸쭉한 상태로 만든 것)를 따른 뒤, 1을 따른다.

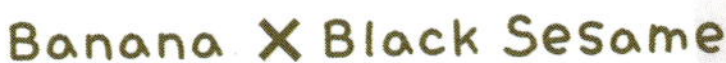
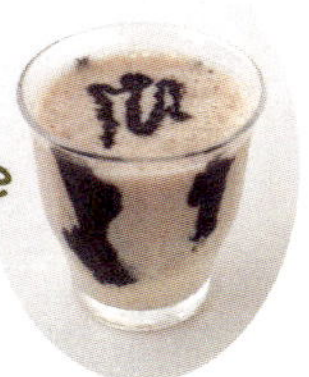

✳ 해독 식품

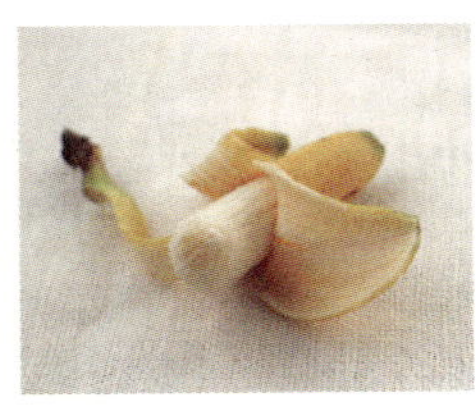

바나나

변을 부드럽게 하여 배변을 도와주는 식이섬유인 펙틴이 풍부하다. 또 칼륨이 함유되어 있어 노폐물을 몸 밖으로 배출하도록 도와준다.

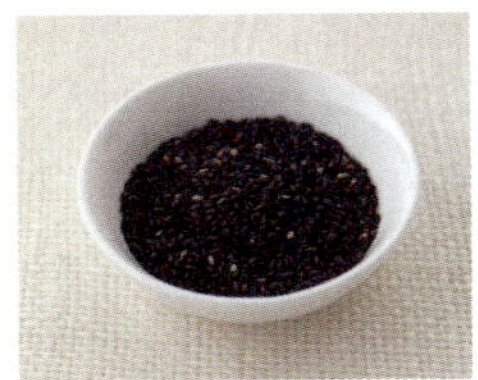

검은깨

깨에만 들어 있는 참깨 리그난은 간 기능을 개선시키고 미용과 신진대사를 활성화시키는 효과가 있다.

그레이프프루트 × 당근

재료(1인분) 178kcal

바나나(잘 익은 것) …… 1개

검은깨 페이스트 …… 1작은스푼

두유 …… 100㎖

레몬즙 …… 약간

올리고당 …… 적당량

얼음 …… 2개

만드는 법

1. 그레이프프루트는 껍질을 벗겨 과육만을 준비한다. 당근은 껍질을 벗긴 다음 슬라이서로 채를 썬다.
2. 손질한 그레이프프루트와 당근, 두유, 벌꿀, 얼음을 믹서에 넣고 돌린다. 당근이 잘게 갈리면 믹서를 멈춘다.
3. 2를 글라스에 붓고, 위에 콩가루를 뿌려준다.

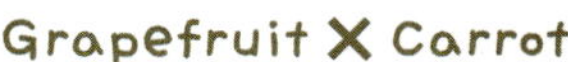
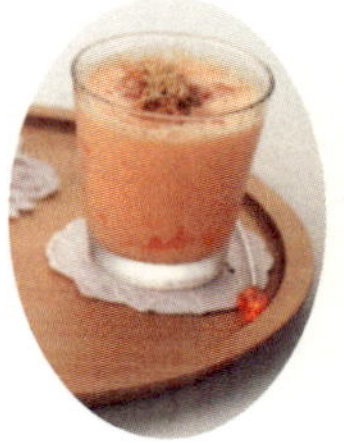

✽ 해독 식품

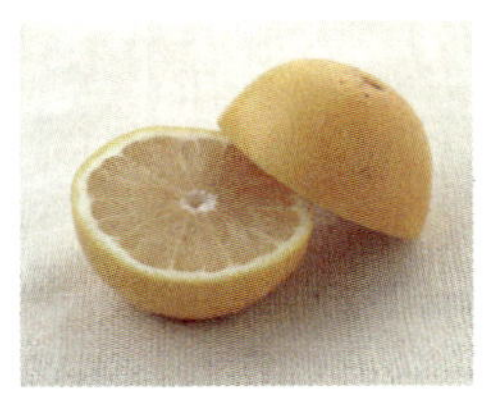

그레이프프루트

비타민C가 풍부하여 반 개면 하루 필요량을 충분히 섭취할 수 있고, 당도가 낮아서 다이어트에 적당하다. 간장의 해독 작용을 강화시킨다.

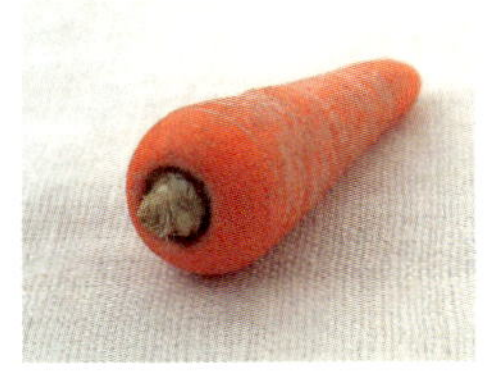

당근

당근에 들어 있는 β-카로틴은 항산화 작용을 하므로 간장을 튼튼하게 만들어준다. 또 비타민A는 피부를 매끈하게 해준다.

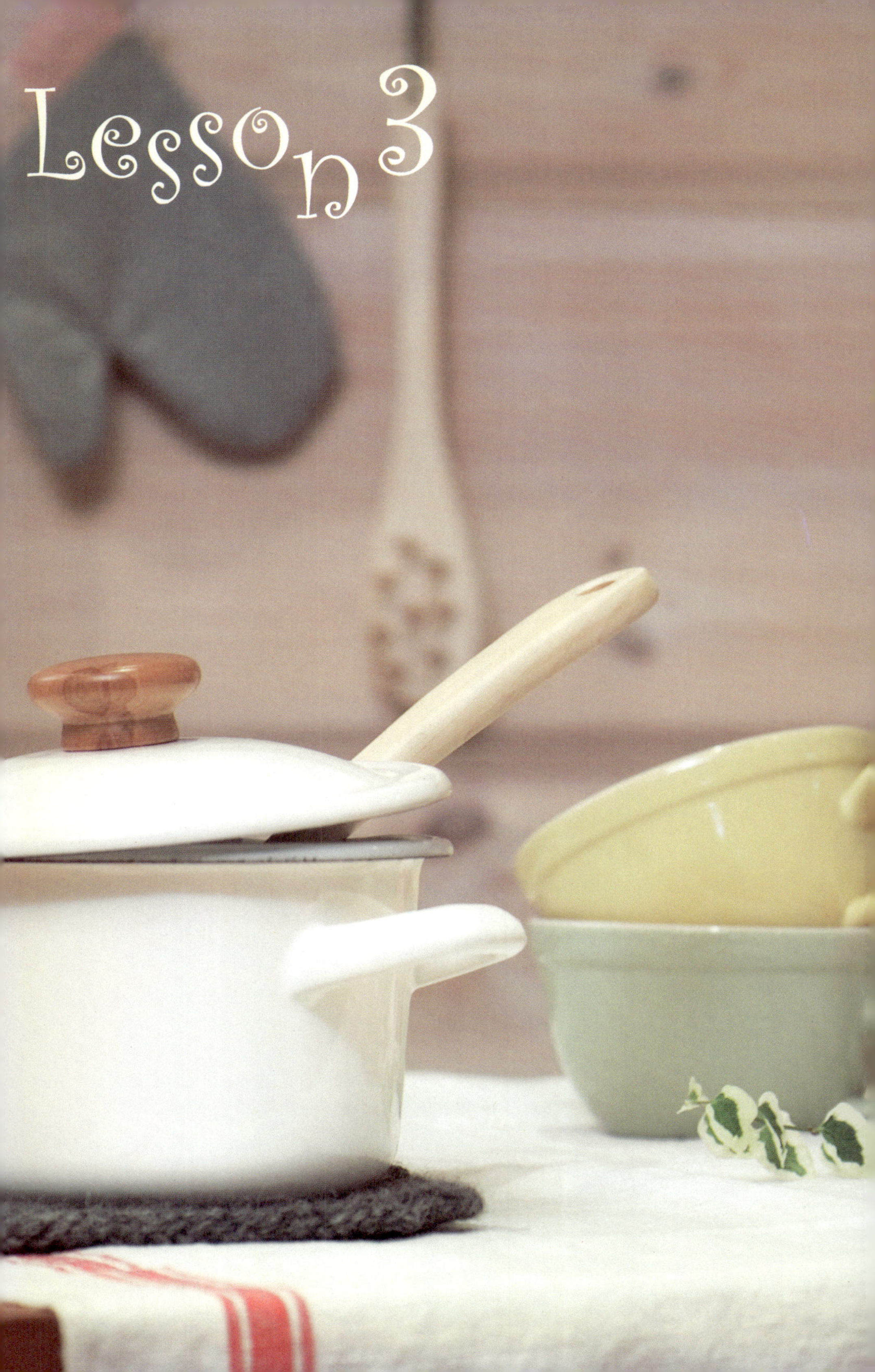

Lesson 3

먹으면서 확실하게 살을 빼는 수프 다이어트

·····················*

지중해 지역 여성들이 날씬하고 아름다운 것은

배변을 원활하게 해주는 올리브유를

평소에 늘 섭취하기 때문이다.

이번에는 해독 식품에 올리브유를 첨가하여

누구나 간단히 건강하고 날씬해질 수 있는

수프 조리법을 처음으로 공개한다.

맛있는 메뉴로 장의 건강을 되찾자!

세계적으로 주목받는 지중해식 수프 다이어트

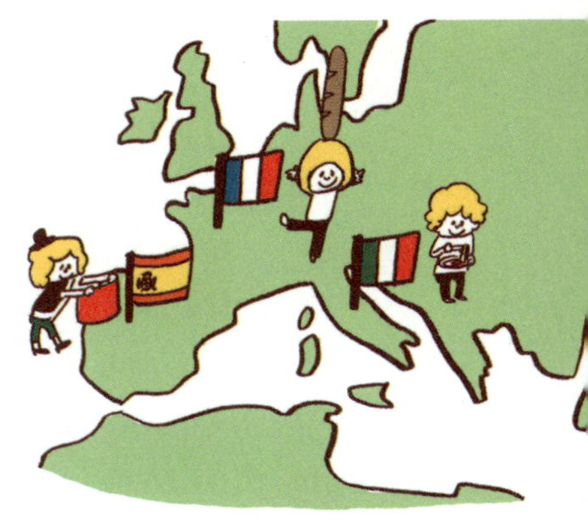

굶지 않고 먹으면서 날씬해지는 지중해식 다이어트

장 안에 쌓인 독소를 말끔히 내보내고 몸에 필요한 것만을 골라 섭취하려면 어떻게 하는 것이 좋을까? 이런 바람을 충족시켜주면서 무리하지 않고 효율적으로 식사할 수 있는 것이 바로 지중해식 다이어트 식단이다.

지중해 연안에는 그리스와 스페인, 남부 이탈리아, 남부 프랑스 등의 나라가 있다. 지역에 따라 종교와 문화의 차이는 있지만, 섭취하는 음식 재료나 식사량은 비슷하다. 이것을 일러스트화한 것이 지중해식 다이어트 피라미드이다(61쪽 그림). 지중해 지역 사람들은 그 지방에서 수확하는 곡류와 같은 식물성 식품을 주식으로 한다. 신선한 재료는 비타민과 항산화 물질을 풍부하게 함유하고 있어 다양한 질병을 예방할 수 있도록 도와준다. 그리고 올리브유를 이용한 전통 조리법은 몸 안에 쌓인 독소를 밖으로 배출시키는 데 뛰어난 효과가 있다.

또한 식사를 통해 매일 섭취하는 식품에는 장의 해독에 꼭 필요한 식이섬유가 듬뿍 들어 있다. 빛깔이 선명한 야채와 향신료로 사용하는 허브도 몸 안의 신진대사를 촉진시켜 독소 배출을 도와주는 중요한 역할을 한다.

지중해식 다이어트 피라미드

파스타 등의 곡류를 중심으로 콩과 야채 그리고 과일을 섭취하고, 육류의 섭취를 최소한으로 줄이는 대신 신선한 어패류와 저지방 유제품을 섭취하는 것이 영양 균형에 좋다.

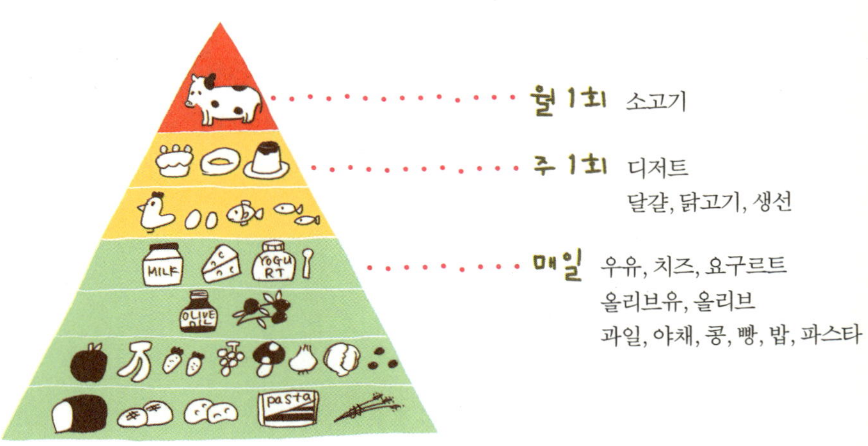

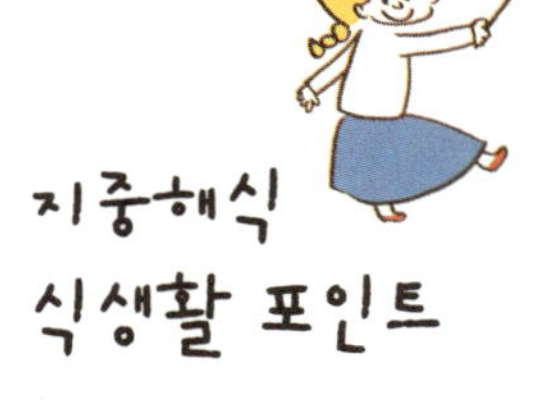

1 조리할 때 올리브유를 사용한다.

2 빵, 밥, 파스타 등 곡류와 콩을 충분히 먹는다.

3 어패류를 자주 먹는다.

4 육류는 살코기를 먹되 기름기를 제거하는 조리법으로 요리한다.

5 다양한 야채를 골고루 충분히 섭취한다.

6 과일과 감귤류를 매일 먹는다.

7 단맛은 과일이나 벌꿀을 통해 섭취한다.

8 치즈나 요구르트 등 저지방 유제품을 자주 먹는다.

이와 함께 규칙적인 운동을 잊지 않는다.

올리브유로 날씬하고 아름다워지자

지중해식 다이어트에 꼭 필요한 올리브유는 우리 몸에서 독소를 배출시킨다!

지중해 지역 사람들은 요리에서 디저트까지 폭넓게 올리브유를 사용한다.

흔히 올리브유라고 하면 '칼로리가 높다'거나 '기름이라서 살찐다'라는 선입견이 있어서, 다이어트와는 거리가 먼 식품으로 생각하기 쉽다. 하지만 올리브유는 놀랄 만한 해독 효과가 있다. 올리브유에 포함되어 있는 오레인산이 장을 자극하여 배변을 원활하게 하는 효능이 있기 때문이다.

올리브유는 야채와 곡물에 들어 있는 식이섬유와 비타민과 만나서 디톡스 효과를 증대시킨다. 뿐만 아니라 소화와 흡수가 천천히 이루어져 포만감이 오래 가므로, 적당량을 섭취하면 다이어트에 효과가 있다.

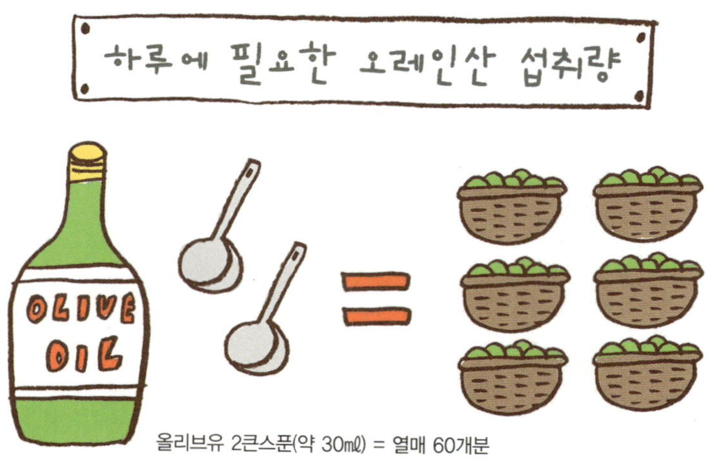

올리브유 2큰스푼(약 30㎖) = 열매 60개분

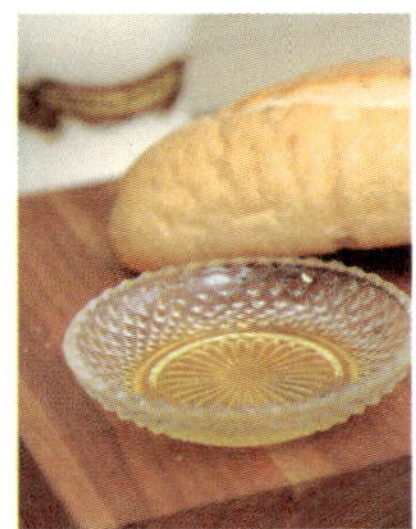

빵에 찍어 먹는다

지중해 지역에서는 빵의 간을 주로 소금으로 하는데, 올리브유에 찍어 빵 그대로의 맛을 즐긴다.

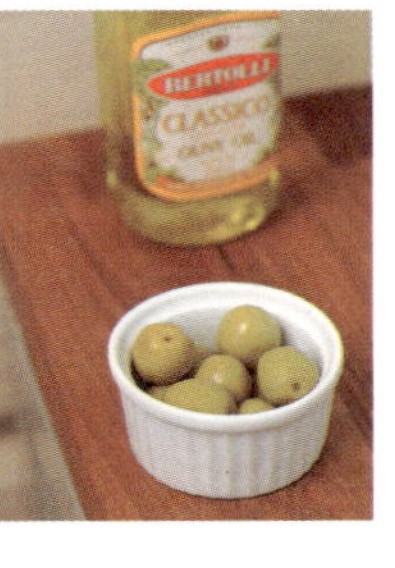

테이블 올리브

소금에 절인 올리브 열매는 항상 식탁에 빠지지 않고 올라오며, 와인 안주로도 대단히 인기 있다.

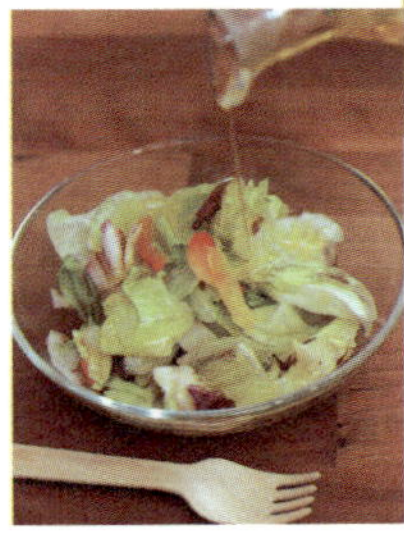

샐러드드레싱으로

소금 간을 할 경우에는 미네랄이 풍부한 돌소금이 좋다.

저녁식사는 올리브유를 이용한 지중해식 수프로

지중해식 재료가 듬뿍 들어간 수프는 저녁식사로 먹으면 좋다. 올리브유를 사용하기 때문에 식이섬유와 비타민이 독소 배출을 촉진시킨다.

몸에 좋은 지중해식 수프 재료

매일 식사로 즐기고 싶은 지중해 지역의 다양한 식품을 수프로 간단히 섭취할 수 있다. 특히 야채에는 항산화 물질이 포함되어 있어, 몸 안의 환경을 악화시키는 활성산소를 억제하는 효과가 있다. 파스타나 치즈 등과 함께 균형 있는 식단을 짜보도록 하자.

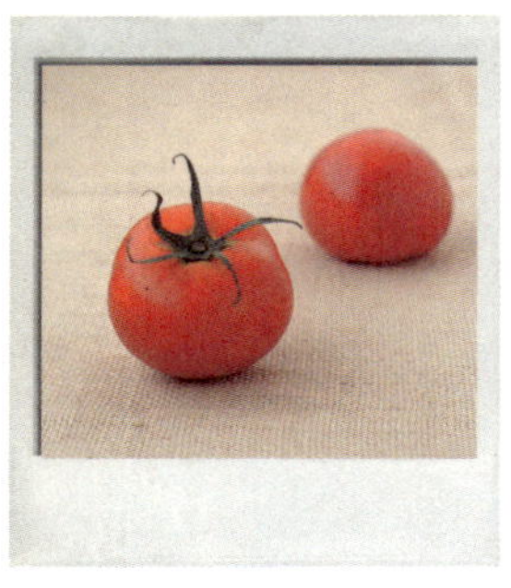

토마토

리코핀이라는 항산화 물질인 토마토의 붉은 색소는 우리 몸에 활성산소가 생기는 것을 막아준다. 토마토는 수용성 식이섬유인 펙틴도 함유하고 있다.

성분 _리코핀, 비타민C, 펙틴 등
효능 _기미와 주근깨 예방, 항산화 작용 등

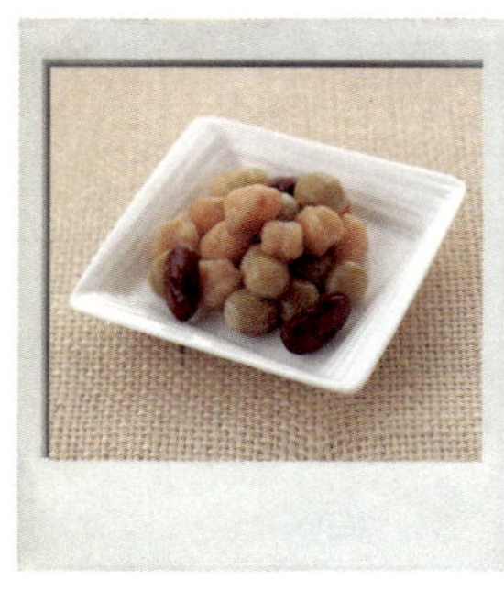

콩류

불용성 식이섬유가 다량 함유되어 있다. 장에서 수분과 만나 팽창하여 독소를 흡착하고 쾌변을 볼 수 있도록 도와준다.

성분 _불용성 식이섬유, 대두 이소플라본(대두) 등
효능 _장 해독, 항산화 작용 등

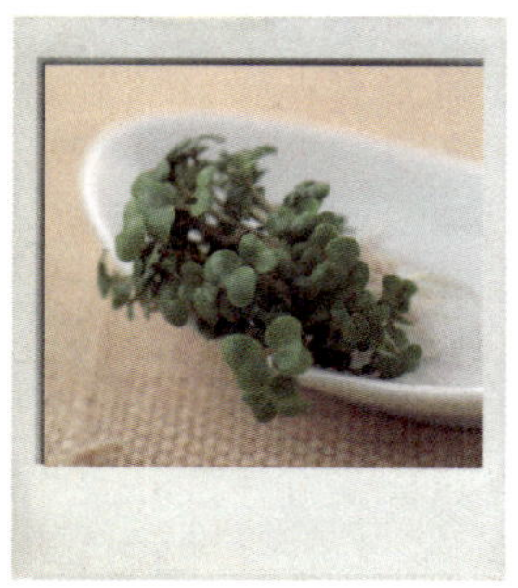

브로콜리 새싹

유채과 야채에 들어 있는 설포라페인은 간장의 해독 작용을 증진시키고 발암 물질을 파괴하는 작용을 한다.

성분 _설포라페인 등
효능 _다 자란 브로콜리의 20배 정도의 항암 작용을 한다.

브로콜리

아이소티오사이어네이트가 간 해독 작용을 한다. 비타민
C와 식이섬유도 풍부하며, 활성산소의 활동을 억제한다.

성분 _아이소티오사이어네이트, 식이섬유 등
효능 _간장 해독, 항산화 작용, 피부 미용 효과 등

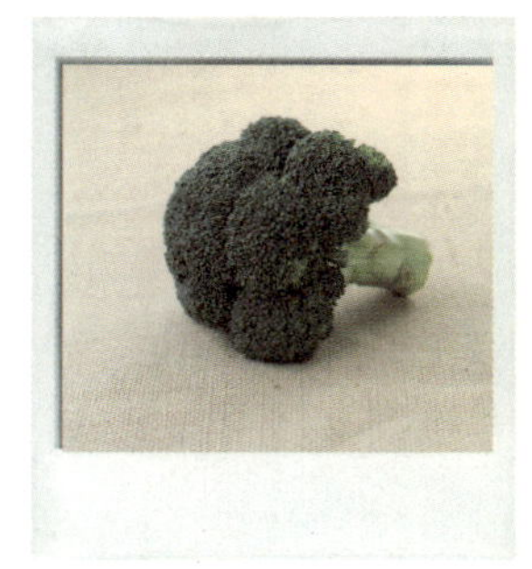

파프리카

녹색 피망보다 비타민C를 두 배 이상 함유하고 있다. 빨
강 파프리카의 색소인 캅산틴은 노화를 억제한다.

성분 _비타민C, 캅산틴, 카로틴 등
효능 _피부 미용 효과, 피로 회복, 암 예방 등

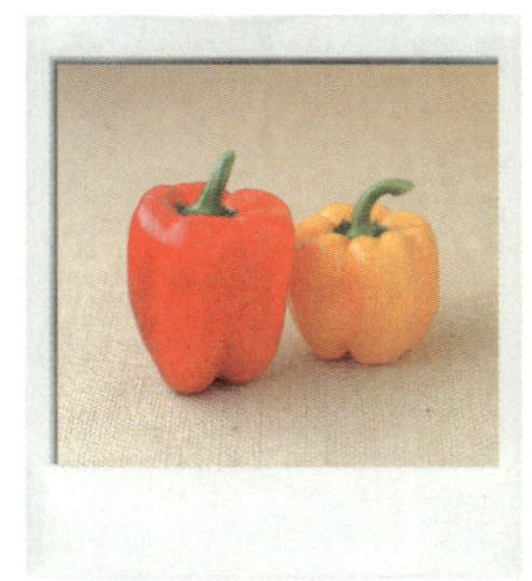

감자

감자의 비타민C는 열에 강하고 미용에 효과적이다. 다량
의 칼륨을 함유하고 있어 이뇨 작용을 하고, 철분도 함유
하고 있어 빈혈 예방에 좋다.

성분 _비타민C, 칼륨, 철분, 식이섬유 등
효능 _피부 미용, 부종 개선, 정장 작용 등

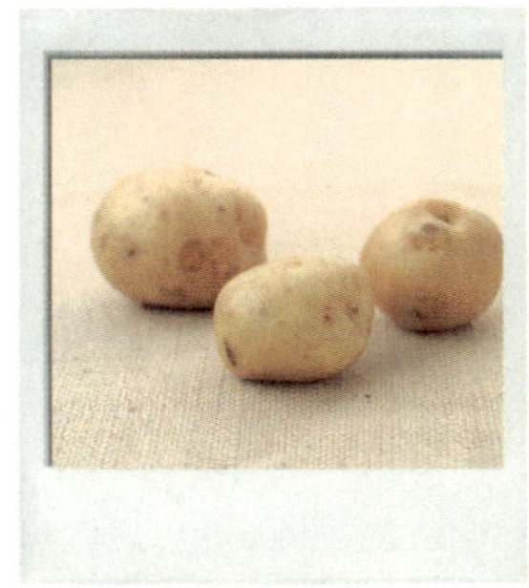

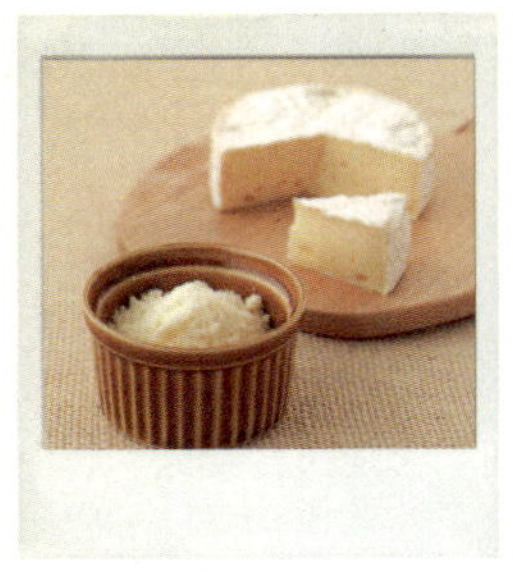

치즈

지중해식 식사에서는 치즈를 매일 섭취한다. 유산균이나 락토페린(인간의 모유나 우유에 함유되어 있는 단백질의 일종)이 풍부하고 정장 작용과 항산화 작용을 한다.

성분 _유산균, 칼슘, 락토페린 등
효능 _정장 작용, 항산화 작용, 골다공증 예방 등

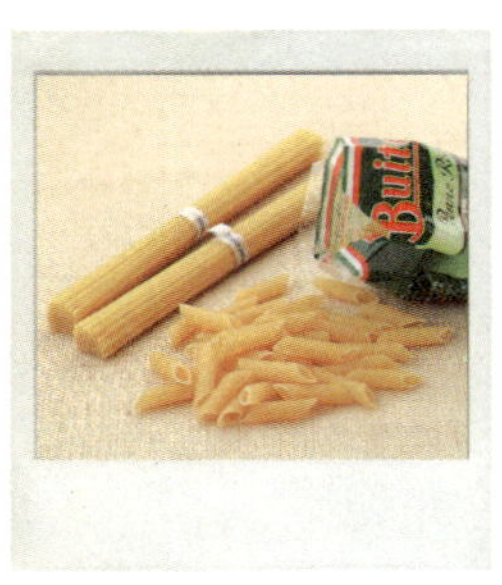

파스타

식이섬유가 풍부하고 칼슘과 철분 함유량이 흰쌀의 세 배에 달한다. 흡수되는 데 시간이 걸리기 때문에 체지방이 쌓이는 것을 줄일 수 있다.

성분 _당질, 식이섬유, 철분, 칼슘 등
효능 _정장 작용, 암 예방, 성인병 예방 등

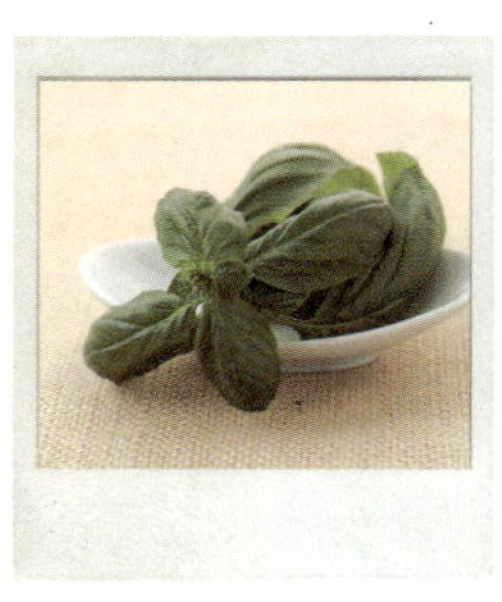

바질 & 허브

허브는 지중해식 식사에서 빠지지 않는 향신료이다. 각각의 허브에 있는 개성 있는 향 성분에는 활성산소를 억제하는 효능이 있다. 특히 바질에는 카로틴과 비타민E가 풍부하며, 위장 활동을 증진시키는 효능이 있다.

성분 _비타민, 미네랄, 식이섬유, 폴리페놀 등
효능 _항산화 작용, 살균 작용, 긴장 완화 효과, 식욕 증진 등

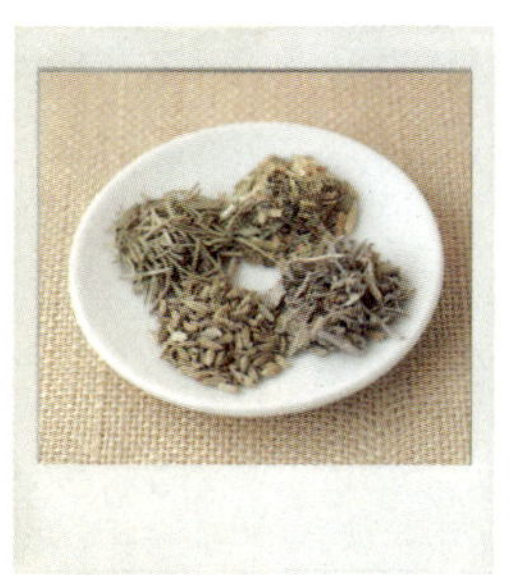

야채가 풍성한 바질 소스 야채수프

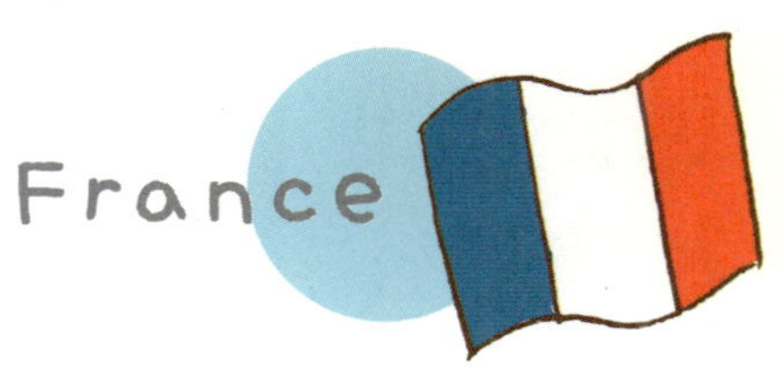

재료(2인분) 1인분 232kcal
(바질 소스를 제외한 칼로리)
양파 ······ 1/2개
감자 ······ 1개
당근 ······ 1/2개
토마토 ······ 1개
단호박 ······ 1/6개(100g)
꼬투리 강낭콩 ······ 50g
흰 강낭콩 ······ 100g
수프스톡(육수) ······ 500㎖
월계수 잎 ······ 1장
소금 · 후추 ······ 약간

[바질 소스]
스위트바질(날것) ······ 10장
마늘 ······ 3쪽
파르미자노 레자노 ······ 25g
올리브유 ······ 50㎖
소금 ······ 약간

만드는 법

1. 양파, 감자, 당근은 껍질을 벗겨 1㎝로 깍둑썰기 한다. 토마토는 뜨거운 물에 잠깐 담갔다가 껍질을 벗긴 다음 1㎝로 깍둑썰기 한다. 단호박은 한입에 들어갈 만한 크기로 자른다. 꼬투리 강낭콩은 1㎝ 길이로 자른다.

2. 냄비에 수프스톡과 월계수 잎을 넣고, 토마토와 꼬투리 강낭콩을 제외한 모든 야채와 흰 강낭콩을 넣은 다음 야채가 부드럽게 될 때까지 끓인다.

3. 토마토와 꼬투리 강낭콩을 마저 넣고 소금과 후추로 간을 맞춘다.

4. 바질 소스를 만든다. 푸드 프로세서 용기에 스위트바질과 다진 마늘, 강판에 간 파르미자노 레자노(맛과 향이 진한 이탈리아의 하드 치즈), 올리브유 그리고 소금을 넣고 페이스트 상태가 될 때까지 돌린다.

5. 수프 접시에 3을 담고, 원하는 만큼 4를 끼얹는다.

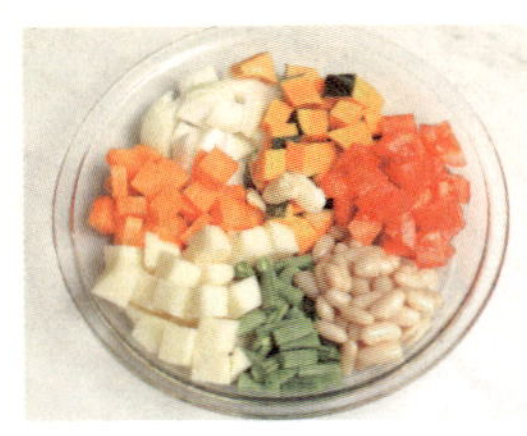

재료는 풍성한 야채

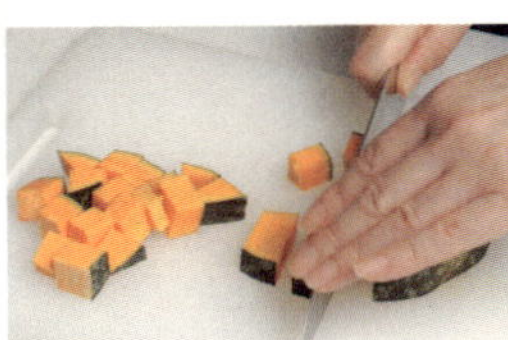

보기 좋게
깍둑썰기를 한다

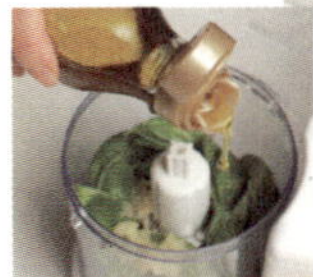

올리브유는 바질 소스의
중요 포인트

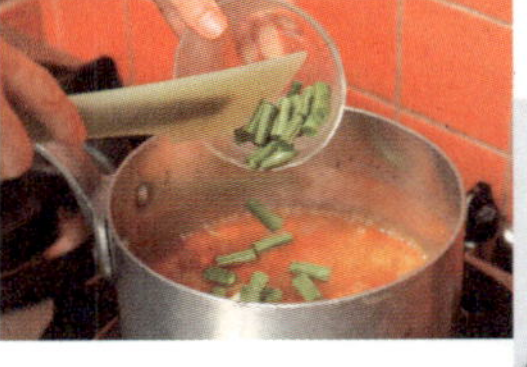

붉은 수프에
녹색의 꼬투리 강낭콩이
한층 돋보인다

수프에 파스타를
넣어도 좋다

＊해독 식품을 곁들여서 효과를 높인다

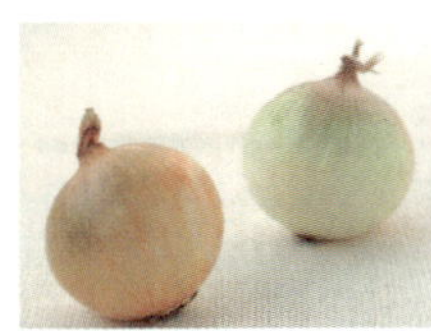

양파
식물성 색소 성분인 케르세틴 독소를 몸 밖으로 배출시키는 성질
을 갖고 있다. 양파 특유의 매운 맛과 향을 내는 성분인 황화알릴
은 혈액이 원활하게 순환하도록 도와준다.

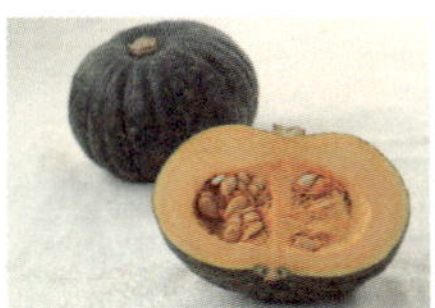

단호박
풍부하게 함유된 카로틴은 끓일수록 흡수율이 높아지며, 비타민C
나 비타민E와 함께 암을 예방해준다.

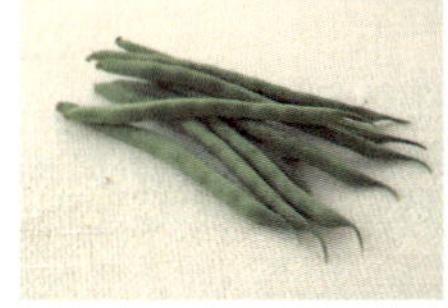

꼬투리 강낭콩
식이섬유와 카로틴, 비타민C 등 장의 독소를 배출하는 데 도움이
되고 피부 미용 효과가 있는 성분을 골고루 함유하고 있다.

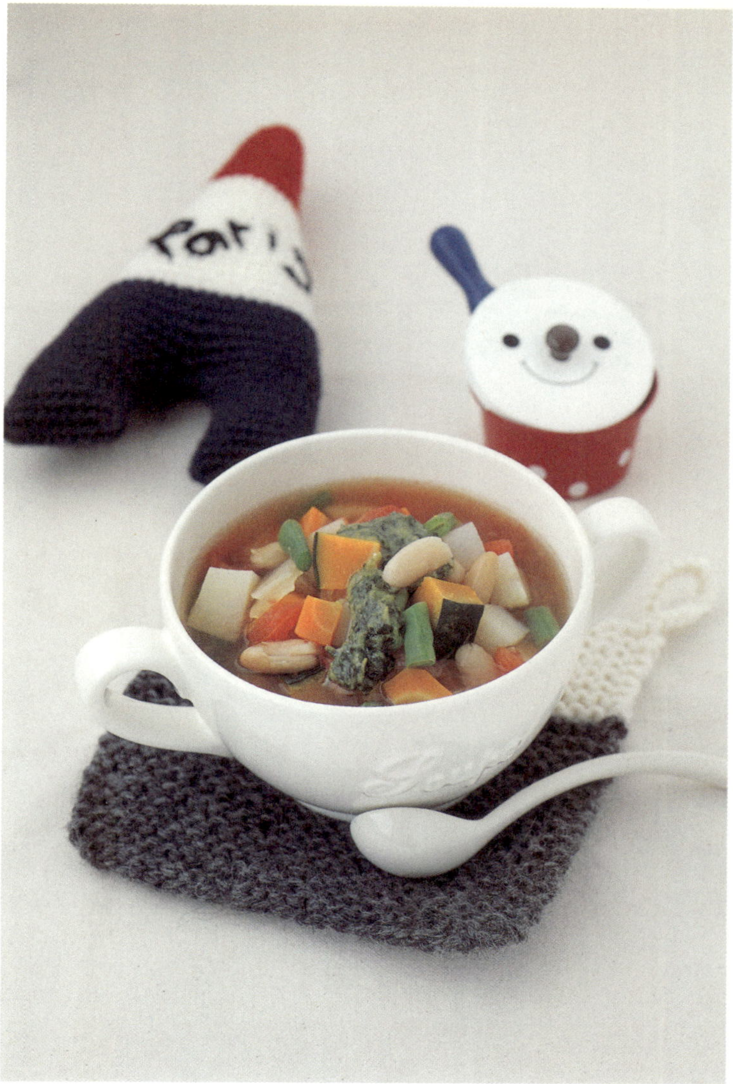

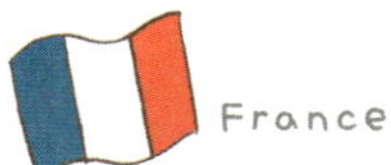

France

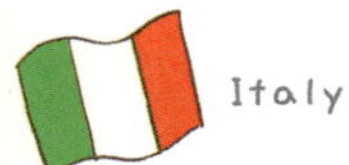 Italy

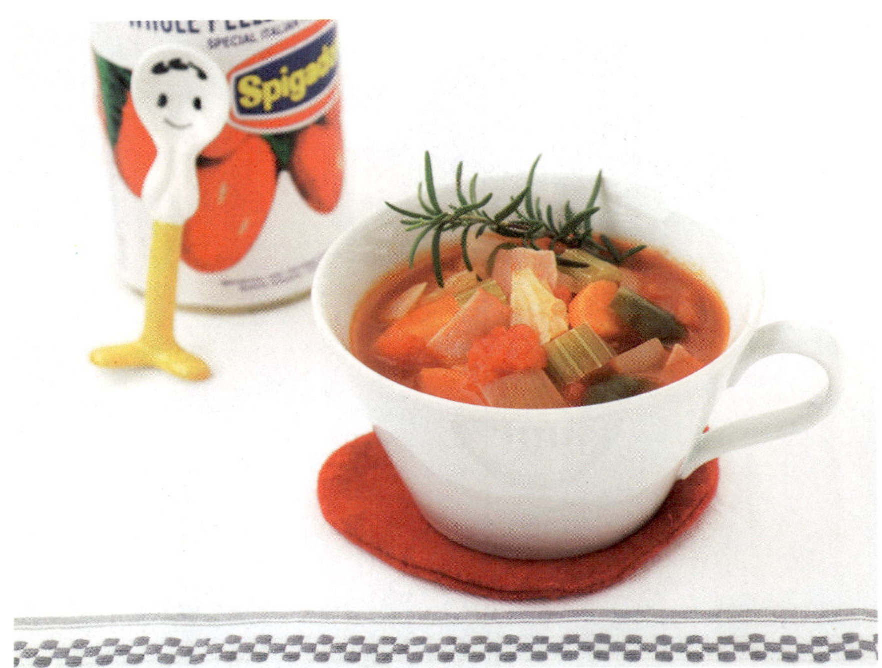

비타민이 풍부한 미네스트로네

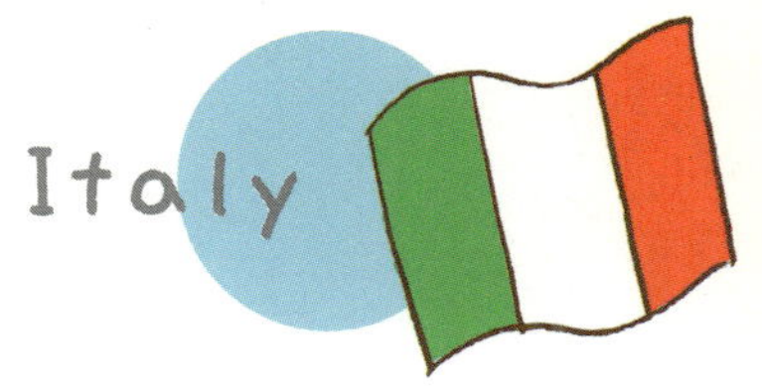

재료(2인분) 1인분 139kcal

베이컨 …… 1장

양파 …… 1/2개

당근 …… 1/2개

셀러리 …… 1/2개

피망 …… 1개

양배추 …… 1장

올리브유 …… 적당량

부용 수프 …… 500㎖

토마토(통조림) …… 1개

월계수 잎 …… 1장

소금·후추 …… 약간

로즈마리(장식용) …… 적당량

만드는 법

1. 베이컨과 양파, 당근, 셀러리, 피망, 양배추는 각각 1㎝ 폭으로 자른다.

2. 냄비에 올리브유를 두르고 열을 가한 뒤 1을 넣고 볶는다. 부용 수프(여러 가지 야채와 고기 등을 섞어 끓인 국물 수프)와 으깬 토마토, 월계수 잎을 넣고 끓인다. 끓을 때 생기는 거품은 떫은맛이 나므로 중간에 떠내도록 한다.

3. 소금과 후추로 간을 하고, 로즈마리로 장식한다.

✳ 해독 식품을 곁들여서 효과를 높인다

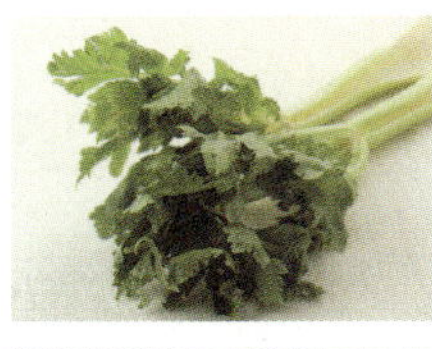

셀러리

독특한 향은 식욕 증진과 두통 등에 효과가 있다. 줄기 부분은 간장 기능을 강화하는 성분을 함유하고 있다.

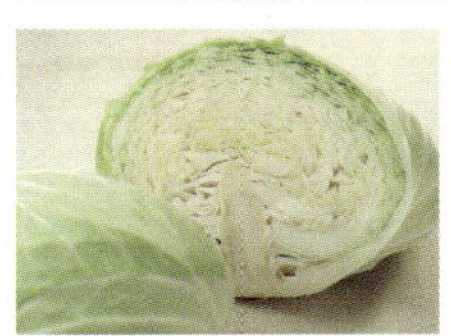

양배추

큰 잎 석 장 정도만 먹으면 비타민C 하루 섭취량을 충분히 얻을 수 있다. 또한 식이섬유가 풍부해서 장 안의 독소를 말끔히 배출시켜준다.

식이섬유가 듬뿍 담긴 브로콜리 수프

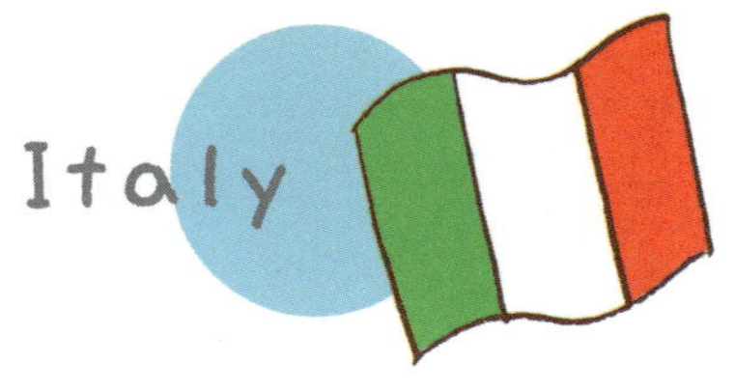

재료(2인분) 1인분 139kcal

브로콜리 …… 1/2포기

올리브유 …… 1큰스푼

마늘 …… 1/2쪽

양파 …… 1/2개

감자 …… 1개

물 …… 350㎖

우유 …… 100㎖

소금…… 적당량

파르미자노 레자노 …… 적당량

새싹채소(장식용) …… 적당량

만드는 법

1. 냄비에 올리브유와 다진 마늘을 넣고 볶는다. 마늘 향이 배면 마늘은 골라낸다.

2. 채 썬 양파를 1에 넣고 가볍게 볶는다. 감자는 껍질을 벗겨 한입에 들어갈 만한 크기로 잘라 넣고 소금으로 간을 한 다음 익을 때까지 볶는다.

3. 골고루 다 볶았으면 2에 물을 넣고 팔팔 끓인 후, 먹기 편하게 자른 브로콜리를 넣고 약한 불에서 익힌다.

4. 야채가 모두 잘 익었으면 꺼내서 우유와 함께 믹서에 넣고 돌린다.

5. 크림 상태가 되면 소금으로 간을 하고 접시에 담는다. 기호에 맞게 파르미자노 레자노와 새싹채소로 장식하면 맛있는 야채수프 완성.

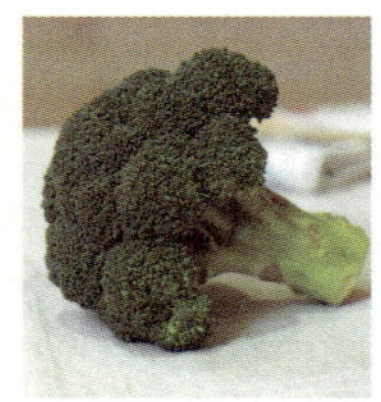

브로콜리는
비타민이 풍부하다

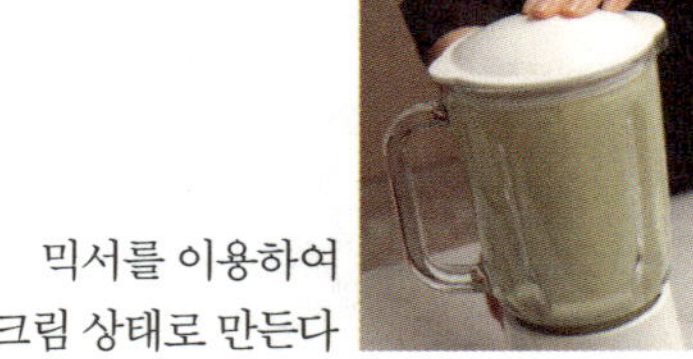

믹서를 이용하여
크림 상태로 만든다

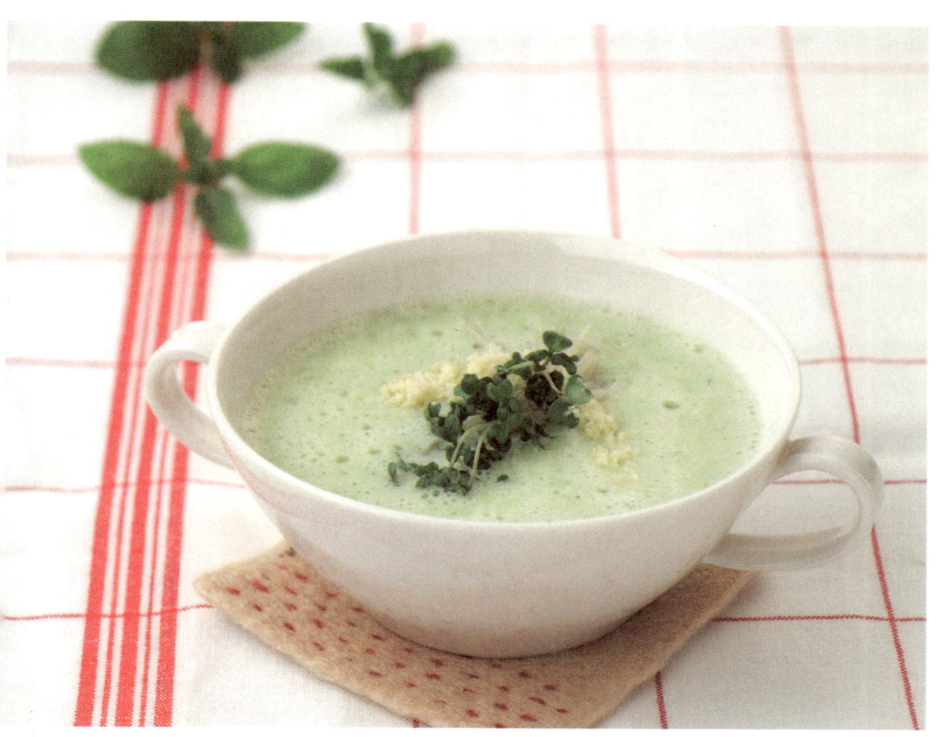

Italy

 # 파프리카 갈릭 수프

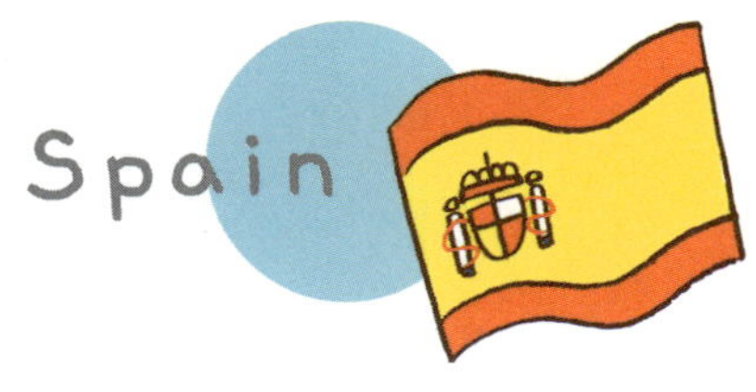

재료(2인분) 1인분 130kcal
파프리카(빨강) …… 1/2개
파프리카(노랑) …… 1/2개
파프리카(주황) …… 1/2개
양파 …… 1/4개
양송이 …… 4개
올리브유 …… 1큰스푼
마늘 …… 2쪽
부용 수프 …… 400㎖
월계수 잎 …… 1장
오레가노 …… 1움큼
타라곤 …… 1움큼
소금·후추 …… 약간
생햄 …… 2장

만드는 법

1. 삼색의 파프리카는 씨를 빼낸 뒤 먹기 좋은 크기로 자른다. 양파와 양송이는 채를 썬다.
2. 프라이팬에 올리브유를 두르고 잘게 썬 마늘을 넣은 다음 중간 불에서 볶는다. 마늘이 갈색으로 변하기 바로 전에 파프리카를 넣고 더 볶는다.
3. 채를 썬 양송이와 양파를 넣고 부용 수프를 부은 다음 월계수 잎을 넣고 끓인다. 거품이 생기면 떠내도록 한다.
4. 향신료 허브인 오레가노와 타라곤을 뿌리고 소금과 후추로 간을 한 다음, 완성된 수프에 햄을 넣는다.

✱ 해독 식품을 곁들여서 효과를 높인다

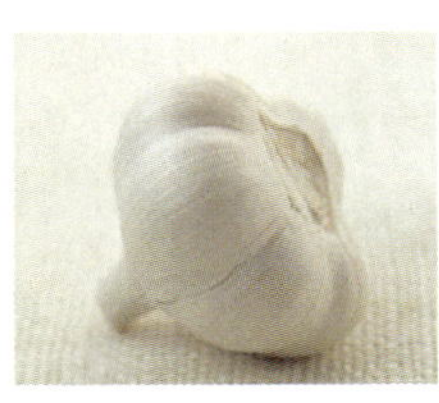

마늘

향 성분인 황화알릴이 체내 해독에 뛰어난 효과가 있다. 휘발성이라 잘게 썬 다음에는 바로 조리하는 것이 좋다.

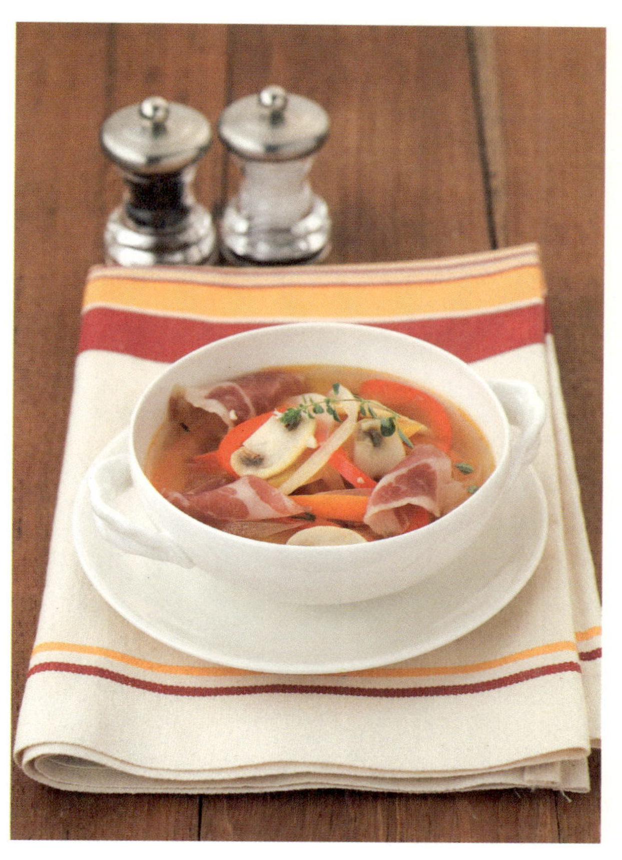

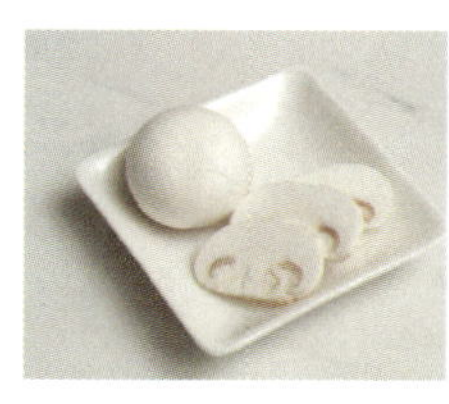

양송이(버섯류)

버섯류 가운데 특히 양송이버섯은 단백질과 미네랄, 칼륨이 듬뿍 담겨 있고 식이섬유도 풍부해서 변비 해소에 좋다.

재료 그대로의 맛을 즐기는 시금치 강낭콩 수프

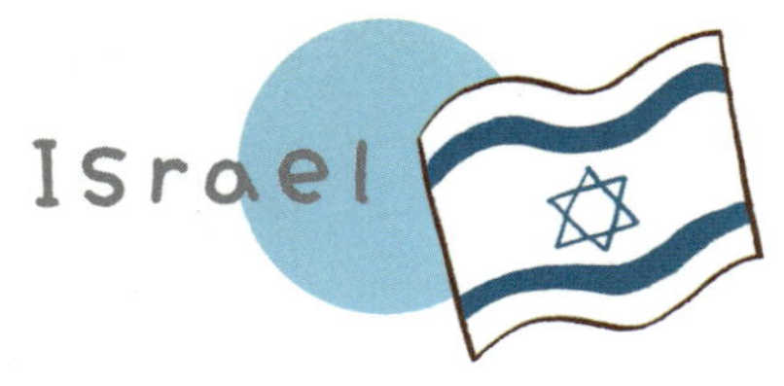

재료(2인분) 1인분 186kcal

시금치 …… 130g

흰 강낭콩 …… 100g

올리브유 …… 1큰스푼

잘 익은 토마토 …… 1개

올리브 열매 …… 4개

수프스톡(육수) …… 400㎖

소금 · 후추 …… 약간

만드는 법

1. 시금치는 소금을 넣은 끓는 물에 살짝 데 쳐서 떫은맛을 제거한 다음, 3㎝ 폭으로 자른다.
2. 올리브유에 시금치와 흰 강낭콩을 볶은 뒤, 큼직하게 썬 토마토와 올리브 열매 그리고 수프스톡을 넣고 끓인다.
3. 중간에 거품이 생기면 떠내고, 소금과 후추로 간을 한다.

＊ 해독 식품을 곁들여서 효과를 높인다

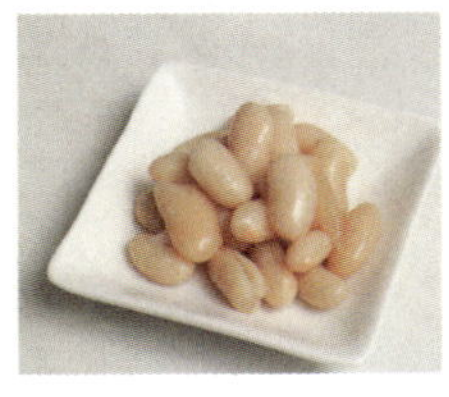

흰 강낭콩

당질을 분해하는 효소의 활동을 막아준다. 흡수되지 못한 당(糖)을 몸 밖으로 배출시켜주므로 다이어트에 좋다.

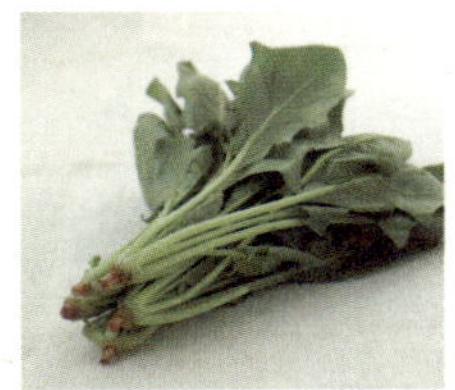

시금치

해독 효과가 뛰어난 엽록소와 글루타티온뿐만 아니라 이뇨 작용에 효과가 있는 칼륨을 다량 함유하고 있다. 식이섬유도 풍부하다.

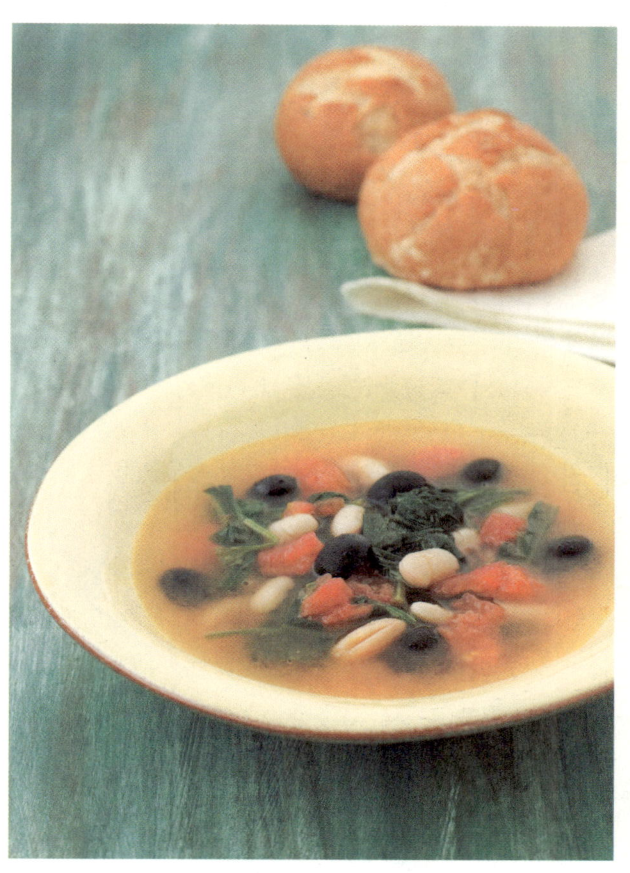

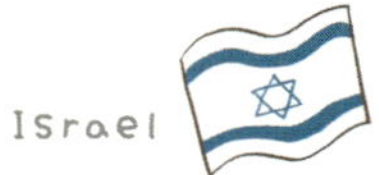

Israel

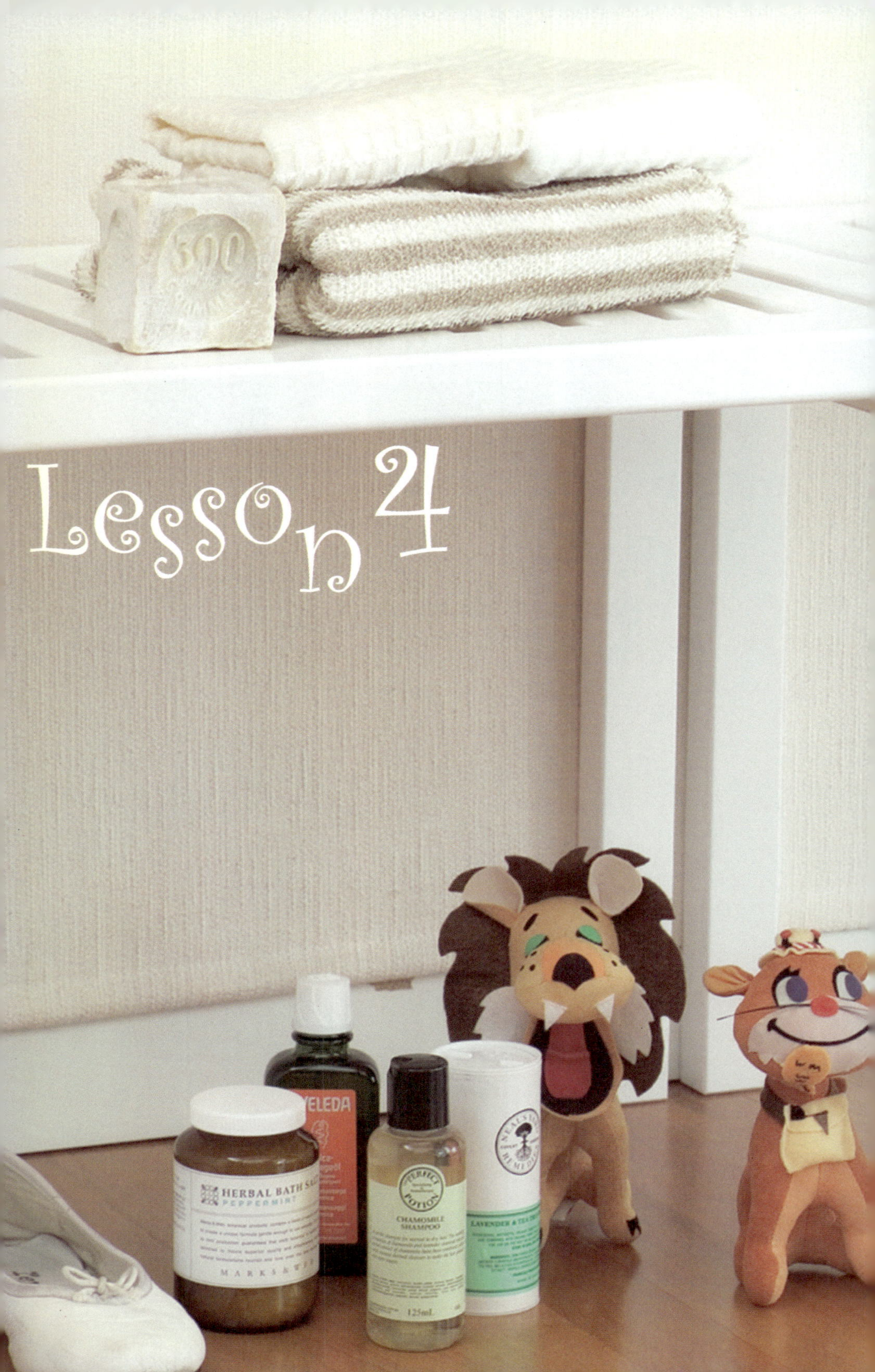

Lesson 4

몸과 마음이 예뻐지는 3가지 습관

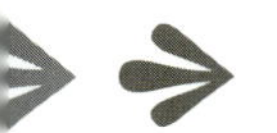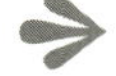

바쁘고 피곤한 일상 속에서 몸과 마음에

독소가 쌓인 사람들에게 좋은 3가지 디톡스 요법.

지금까지 심신에 축적된 독소를 배출하여

건강하고 아름다운 몸으로 다시 태어나자.

간단하지만 효과가 뛰어난 디톡스 라이프.

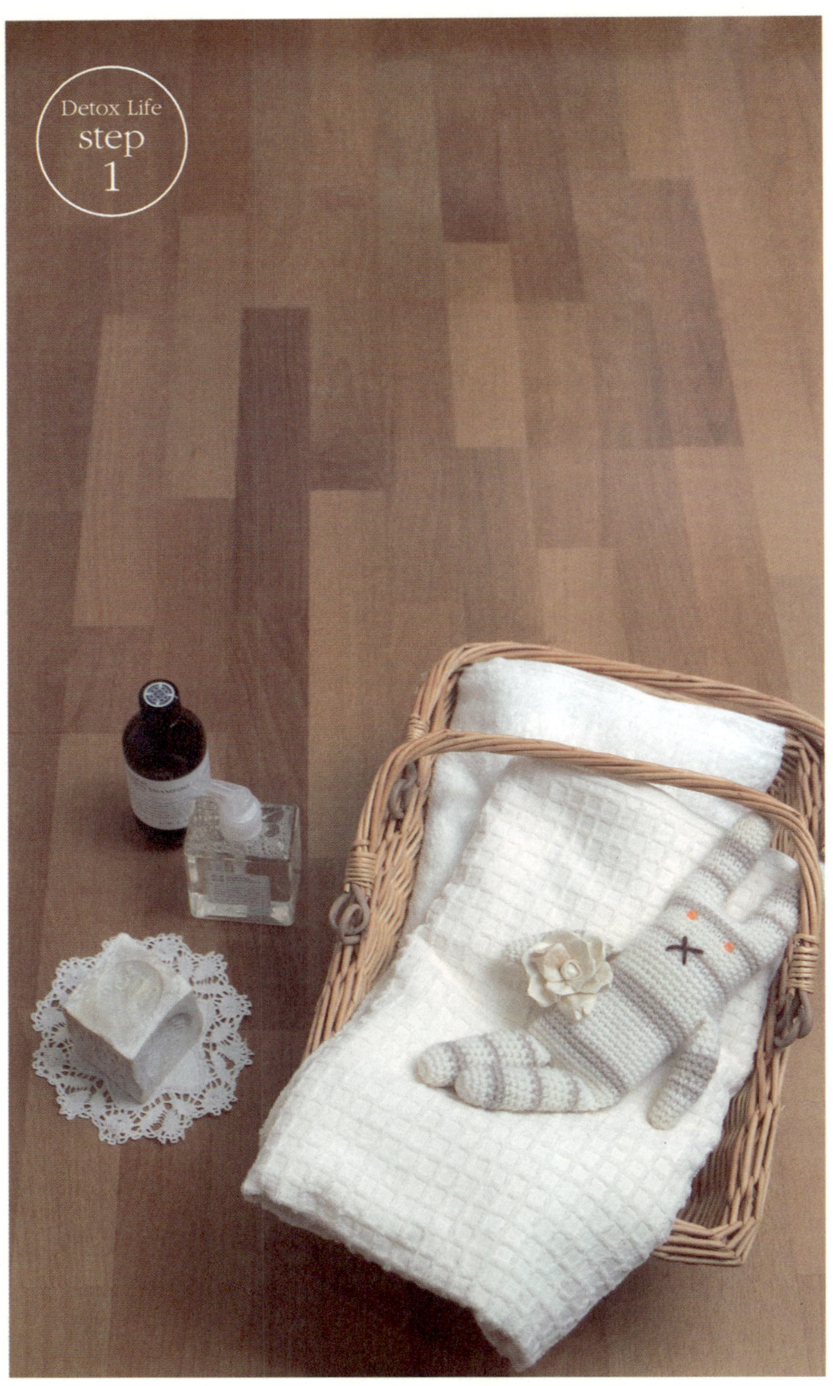
Detox Life
step
1

하루의 피로를 풀어주는
디톡스 목욕

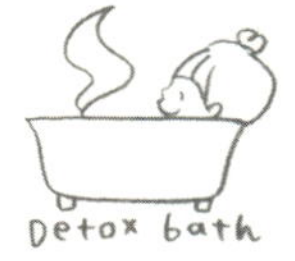

목욕은 몸과 마음의 독을 빼는 최고의 디톡스 방법

독소를 배출하는 수단으로써 땀은 대단히 중요하다. 하지만 현대인은 여름에는 에어컨 때문에, 평소에는 운동 부족으로 땀을 흘릴 기회가 점점 줄어들고 있다. 땀을 흘리지 않으면, 신진대사가 저하되고 살이 잘 빠지지 않는 체질로 바뀌게 된다. 그렇다면 몸 안에서 독을 빼기 위해 효과적으로 땀을 흘리는 방법에는 무엇이 있을까?

땀에는 땀선에서 나오는 땀과 피지선에서 나오는 땀의 두 종류가 있다. 땀선에서 나오는 땀은 대부분의 성분이 수분으로 체온 조절을 위한 것이다. 디톡스를 위한 독소 배출과 깊은 관계가 있는 것은 표피 아래 있는 피지선에서 나오는 땀이다. 이 땀은 조깅 등 유산소 운동을 할 때 나오는 것으로, 이 속에는 몸 안의 독소와 여분의 지방 등이 포함되어 있다.

땀을 흘리기 위해 매일 조깅을 하는 것은 무척 힘든 일이다. 하지만 목욕이라면 누구나 평소에 하는 일이므로 따로 시간을 낼 필요가 없다. 독소 배출에는 특히 '반신욕'이 좋다. 느긋하게 욕조에 몸을 담그고 있으면, 몸 안에서 훈훈한 기운이 느껴지면서 혈액 순환이 촉진되고 신진대사가 활발해진다. 또 지금까지 쌓인 노폐물과 피로 물질이 땀과 함께 배출된다.

더욱 효과를 높이고 싶을 때는 반신욕을 하기 전에 샤워 마사지를 해보자. 수압과 수온의 자극으로 림프의 흐름이 활성화되어 땀을 흘리기가 좀더 쉬워진다.

목욕은 하루의 피로를 풀어주는 마음의 디톡스이기도 하다. 디톡스 목욕을 꾸준히 하면 몸 안의 독소가 조금씩 배출되면서 몸과 마음이 깨끗이 정화된다.

반신욕으로 살이 빠지기 쉬운 체질을 만들자

디톡스에 좋은 반신욕을 통해 편안히 땀을 흘려보자.

몸 안에 쌓인 노폐물이 배출되고 살이 빠지기 쉬운 체질이 된다.

디톡스에 효과가 있는 반신욕

몸 안에서부터 훈훈함을 느낄 수 있는 반신욕은 땀을 통해 노폐물과 독소가 빠져나가도록 도와준다. 또 피의 흐름이 활발해지면서 배설 기능이 향상되어 배변과 배뇨가 원활해진다. 디톡스에 탁월한 효과가 있는 반신욕으로 몸 안에 쌓인 독소를 깨끗이 청소하자.

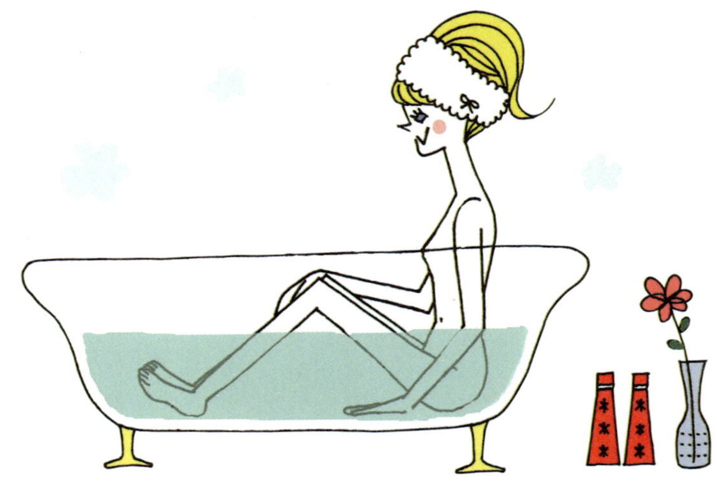

반신욕 규칙

· 물의 온도는 38~39도 전후

· 수면의 높이는 배꼽 아래

· 20분 정도 욕조에 몸을 담근다

· 물의 온도는 42도 이상이 되지 않도록 하고, 전신욕은 피한다

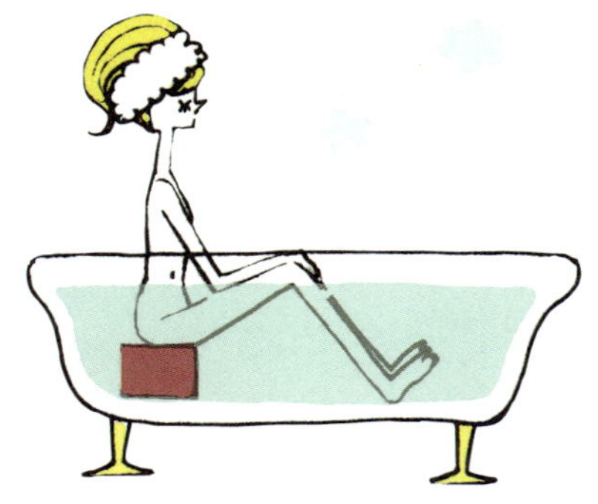

욕조 안에 낮은 의자를 준비해보자.
여러분이 편안한 자세를 취할수록
긴장 완화 효과는 더욱 높아진다.

목욕 전에 잠깐!

1. 수분 보충

땀을 많이 흘리기 위해서는 수분이 필요하다. 목욕 전에 미네랄워터를 한 컵 마셔두자. 신진대사가 눈에 띄게 활발해지면서 독소가 쉽게 배출되도록 도와줄 것이다.

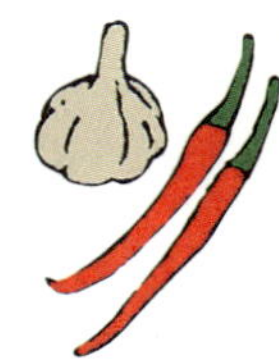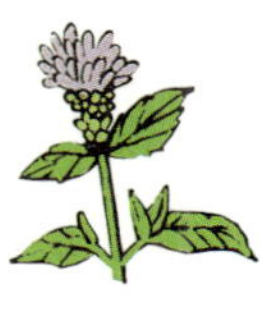

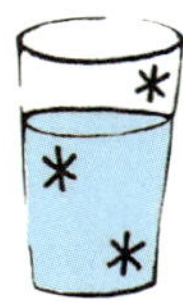

2. 허브와 향신료를 섭취한다

허브 차나 고추, 생강 등의 향신료는 혈액 순환을 촉진시켜 발한 작용을 높여준다. 매일 식사할 때 허브와 향신료를 적극적으로 섭취하면 땀의 배출이 한결 수월해진다.

집에서 즐기는 스파, 샤워 마사지

반신욕을 하면서 땀을 내는 데 있어 도움이 되는 것이 바로 샤워 마사지다. 수압과 수온의 자극으로 림프의 흐름이 활성화되면 노폐물의 운반과 배출이 더욱더 원활해진다.

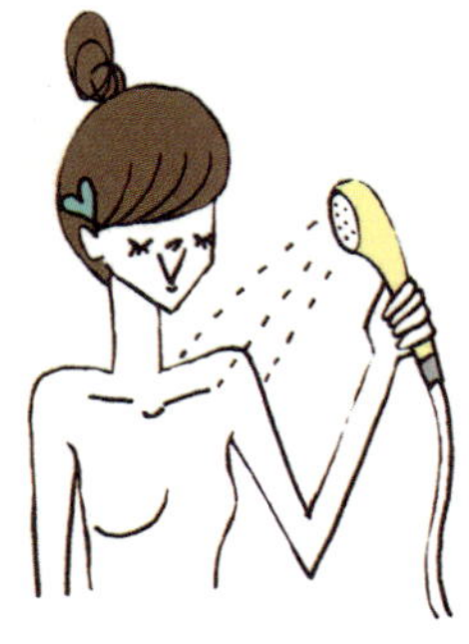

1. 시작은 쇄골에서부터

수온을 온수에 맞추고 림프관과 정맥이 교차하는 왼쪽 쇄골에 샤워기를 댄다. 물로 이 부분을 자극하면 림프 순환이 좋아진다.

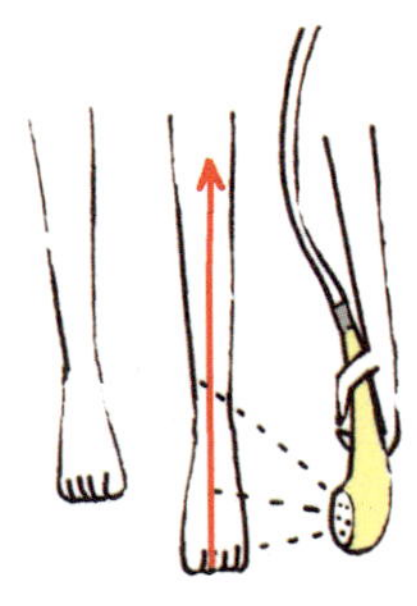

2. 발끝부터 고관절까지

발끝부터 무릎, 허벅지, 고관절 순서로 천천히 샤워 마사지를 한다. 왼쪽 다리에서 시작하여 다리의 앞과 뒤 모두 골고루 마사지를 해준다.

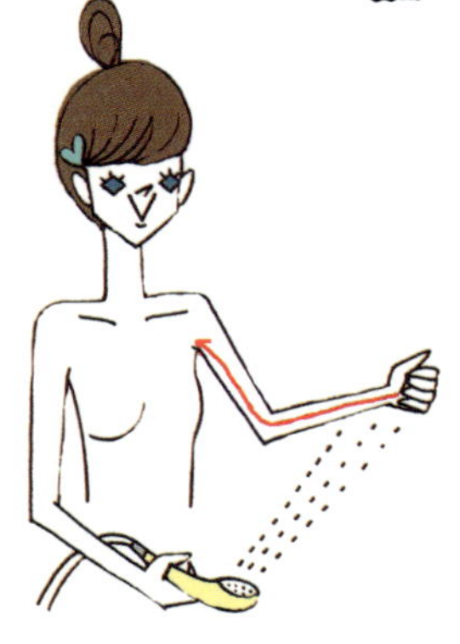

3. 손끝에서 겨드랑이 아래까지

손끝에서 손목, 팔꿈치, 겨드랑이 아래 순으로 천천히 샤워기를 이동한다. 왼팔에서 시작하여 팔의 안쪽과 바깥쪽 모두 동일한 순서로 샤워 마사지를 한다.

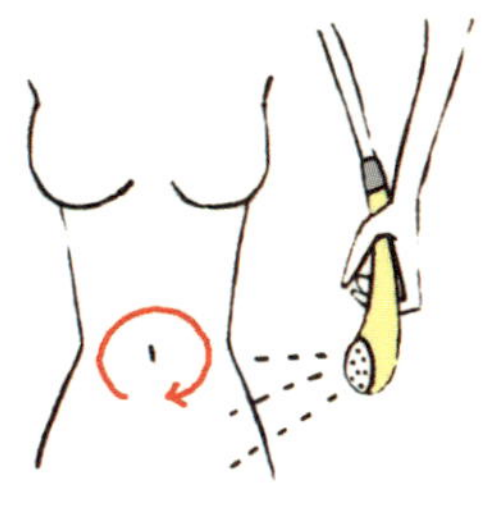

4. 배는 시계 방향으로

온수를 강한 수압에 맞추고 배에 샤워기를 댄다. 배꼽을 중심으로 배 전체에 시계 방향으로 천천히 원을 그리듯 마사지한다.

욕조에서 즐기는 림프 마사지

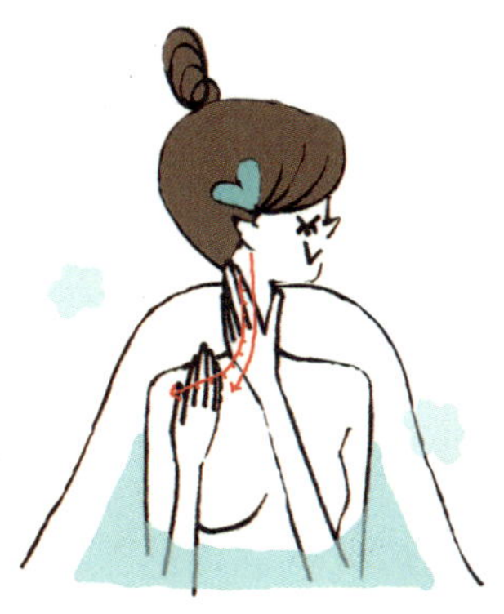

1. 목에서부터 어깨선을 따라 누른다

귀 아래에서부터 어깨 끝까지 조금씩 위치를 이동하면서 5초 정도 손끝으로 눌러준다. 5회 반복한 뒤, 반대편도 똑같이 한다.

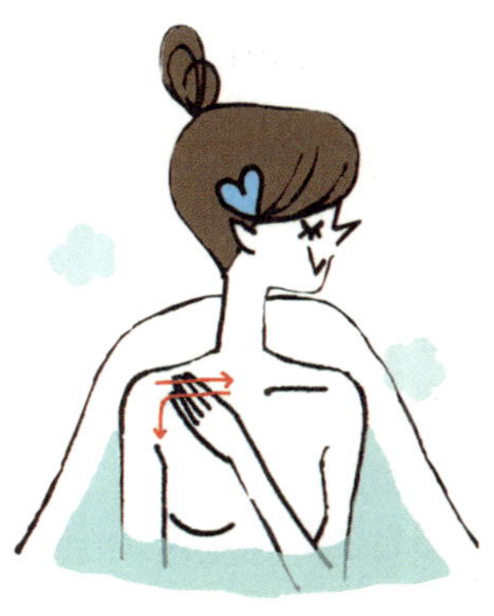

2. 쇄골을 위아래로 문지른다

쇄골의 윗부분을 어깨부터 몸의 안쪽을 향해 5회 정도 문지른다. 다음에는 쇄골의 아랫부분을 몸 안쪽에서 겨드랑이 아래쪽으로 5회 문지른다. 반대편도 똑같이 한다.

아로마로 지친 몸과 마음을 편안하게 한다

아로마는 몸 안에 쌓인 노폐물과 스트레스를 풀어주는 효과가 있다. 뇌에 작용하는 향과
피부에서 흡수되는 성분이 지친 몸과 마음을 부드럽게 감싸준다.

아로마를 이용하여 몸과 마음을 재충전하자

욕조의 따뜻한 물에 아로마 몇 방울을 떨어뜨려 보자. 뇌와 신경을 부드럽게 자
극하는 아로마(향)가 당신의 마음을 치유해줄 것이다. 아로마 정유 성분이 신진
대사를 촉진시켜, 목욕한 뒤에는 몸이 산뜻하게 정화된다.

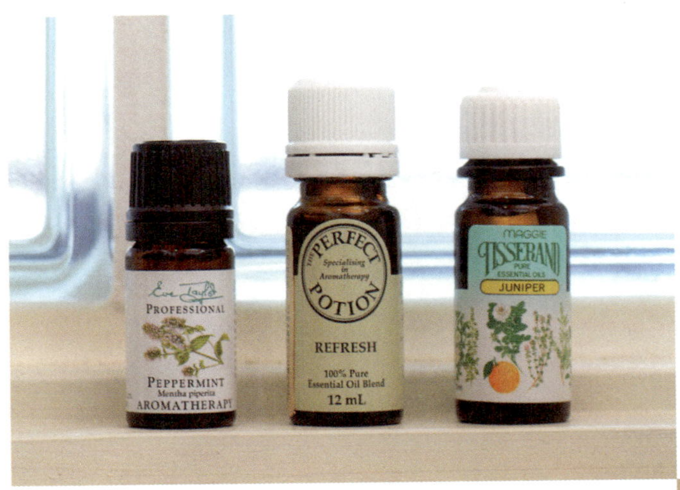

아로마를 직접 넣는다

욕조 물에 아로마 정유를 3~5방울 떨어뜨리고 잘 섞어준다. 욕실이라
는 밀폐된 공간에서는 향이 강하게 느껴지기 때문에 약리적 효능을 좀
더 쉽게 얻을 수 있다.

*아로마를 처음 사용하는 사람은 아로마 정유를 조금씩 넣으면서 피부
　의 반응에 따라 양을 조절하도록 한다.

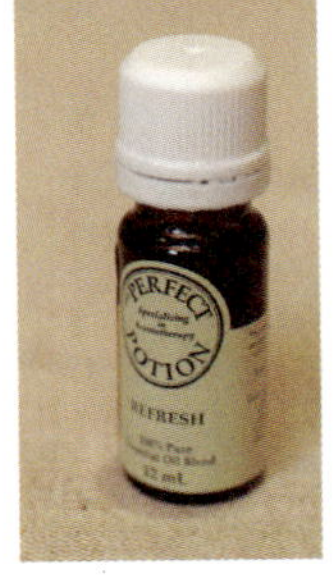

집에서 손쉽게 만드는 아로마 입욕제

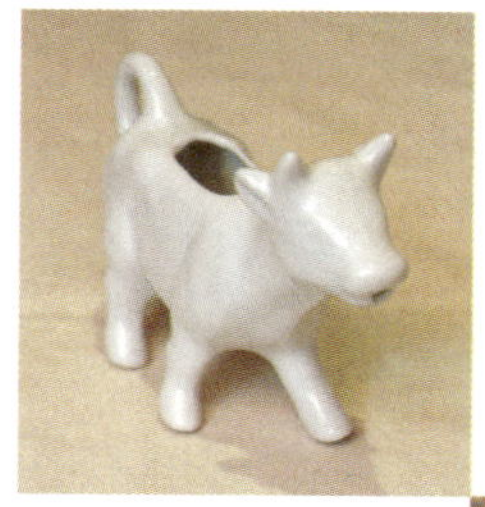

아로마 정유 + 우유

우유 약 1큰스푼에 정유 3~5방울을 넣고 섞는다. 자극이 적어 피부가 민감한 사람에게 적합하며, 피부 미용 효과가 뛰어나다.

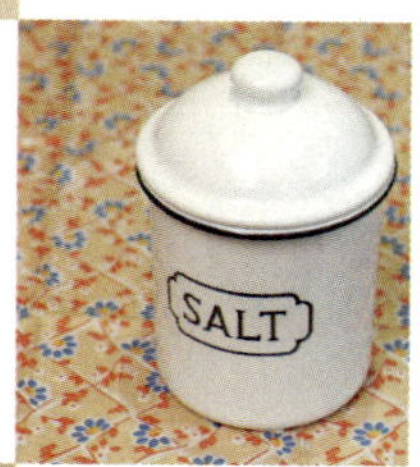

아로마 정유 + 소금

천연염 한 줌에 정유 3~5방울을 넣고 섞는다. 발한과 보온 작용이 향상되어 지방 연소에 효과적이다.

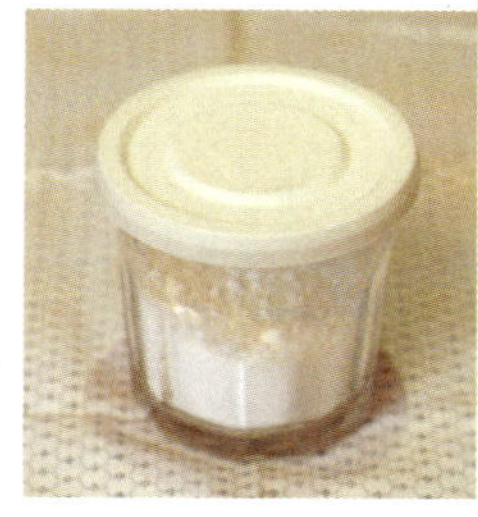

아로마 정유 + 중조(탄산수소나트륨)

중조 한 줌과 중조의 반 분량의 구연산을 넣은 뒤 정유 3~5방울을 넣고 섞는다. 피의 흐름을 촉진시키고 발한 효과가 있는 한편 보글거리는 거품을 즐길 수 있다.

✲ 증상별 아로마 레시피

스트레스나 불면증에 시달릴 때	냉증으로 고생할 때	몸무게가 늘어 고민일 때	몸과 얼굴이 부었을 때
라벤더, 일랑일랑, 클라리세이지, 라벤사라, 로즈우드	주니퍼 베리, 로즈마리, 마조람, 레몬	그레이프프루트, 시다우드, 로즈마리	주니퍼 베리, 제라늄, 사이프러스

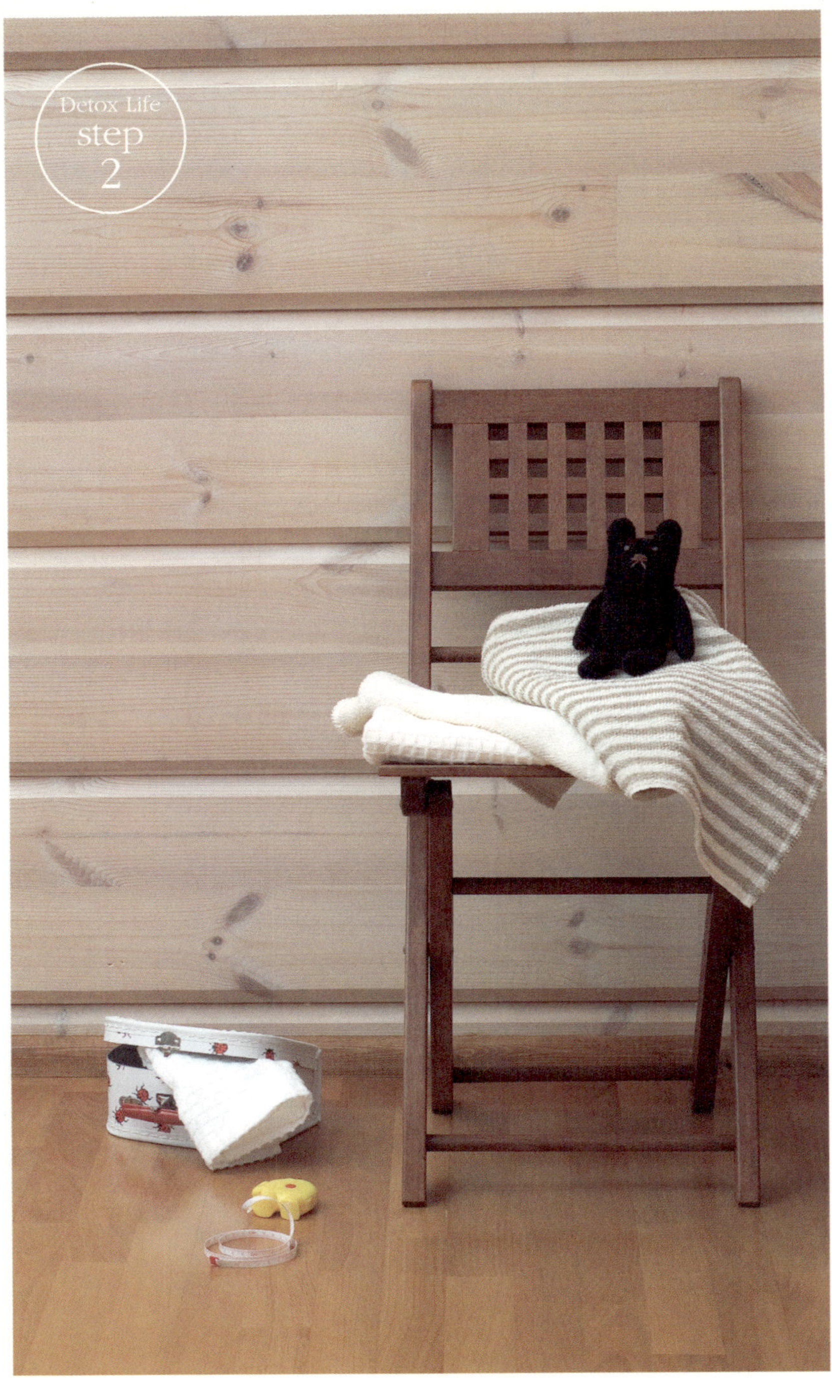

Detox Life
step
2

몸 안에 쌓인 독소를 내보내는
경락 마사지

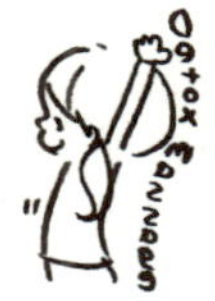

림프의 흐름을 원활히 하여 균형 있는 몸매로

디톡스에서 중요한 것은 혈액과 림프의 흐름이다. 혈액은 전신의 모든 세포에 산소와 영양소를 보내고 노폐물을 회수하는 역할을 한다. 한편 림프는 정맥에서 미처 회수하지 못한 일부 노폐물이나 세포에서 나온 여분의 수분을 회수하는 역할을 한다.

림프관은 몸 안에 그물처럼 퍼져 있고 그 안으로 림프액이 흐른다. 림프관으로 운반된 노폐물은 여과를 담당하는 림프절에 모여서 깨끗이 정화된 뒤, 정맥으로 다시 흘러가 최종적으로 대변과 소변 그리고 땀이 되어 몸 밖으로 배출된다.

림프는 근육의 수축 운동에 의해 흐른다. 그러므로 매일 회사의 책상 앞에 앉아 있거나 오랜 시간 똑같은 자세로 있는 등 근육을 지나치게 움직이지 않으면 림프액이 한곳에 모이게 된다. 림프액이 정체해 있으면 노폐물이나 여분의 수분이 쌓이기 때문에 몸이 붓게 되고, 어깨 결림이나 지방이 쌓이기 쉬운 체질이 된다. 날씬한 몸매를 원한다면 림프의 정체를 예방하여 독소를 순조롭게 배출하는 것이 중요하다.

그래서 간단하게 림프의 흐름을 좋게 하는 림프 마사지를 여러분에게 소개하려고 한다. 피부를 가볍게 문지르는 것만으로 림프액의 흐름이 좋아진다.

림프 마사지는 몸 안의 순환을 원활하게 해주고, 노폐물과 수분의 운반 그리고 배설을 촉진시킨다. 살이 잘 안 빠져서 고민인 사람도 림프의 순환이 원활해지면 여분의 지방이 잘 쌓이지 않으므로 균형 잡힌 몸으로 다시 태어날 수 있다.

피로와 스트레스를 풀어주는 경락 마사지

몸 안의 림프 순환을 촉진시켜 노폐물의 운반과 배출을 원활하게 해주는 경락 마사지.
효율적인 독소 배출을 위해 올바른 지식을 알아보자.

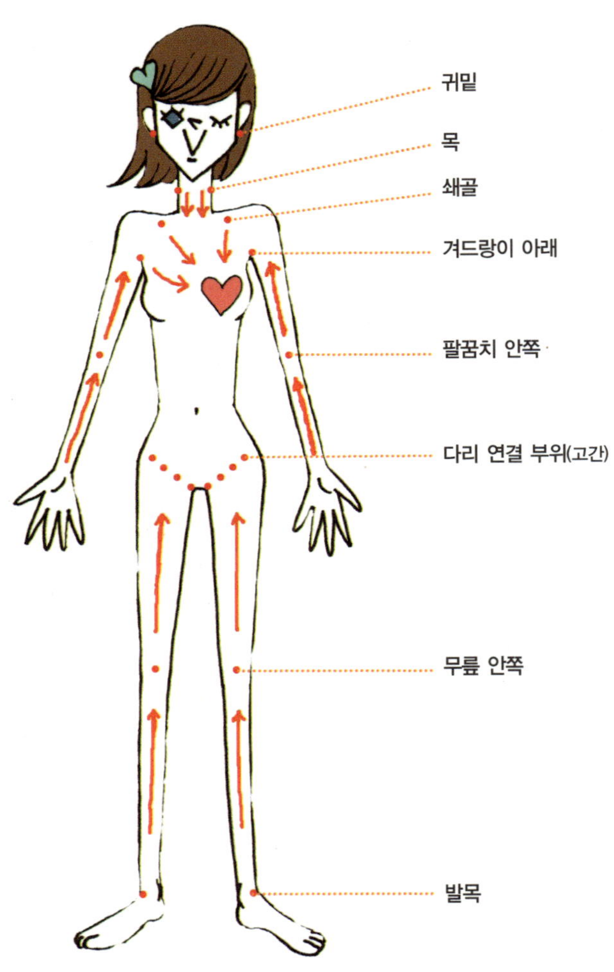

경락 마사지의 약속

약속 1

림프절은 귀밑과 목, 쇄골, 겨드랑이 아래, 팔꿈치 안쪽, 다리 연결 부위(고간), 무릎 안쪽 그리고 발목에 있다. 이곳이 막히면 노폐물이 여과되지 못하고 몸 안에 쌓이는 원인이 되므로 적절히 풀어주는 것을 잊지 말도록 하자.

약속 2

몸 바깥쪽에서 안쪽으로 림프의 흐름을 따라 정확히 마사지한다.

약속 3

몸의 어느 한쪽에 치우치는 일이 없도록 시간과 횟수를 동일하게 맞춰서 마사지한다. 마사지 속도는 본인이 기분 좋은 정도로 천천히 하면 된다.

약속 4

가능하면 피부에 직접 손을 대고 부드럽게 마사지한다.

약속 5

식후 두 시간 이내나 음주 후, 질병에 걸렸거나 다쳤을 때 등 몸의 상태가 좋지 않을 때는 피하도록 한다.

림프 마사지는 손으로 가볍게 문지르는 것만으로 림프의 흐름을 좋게 한다. 젤이나 오일 등 마음에 드는 마사지 품목을 이용하여 디톡스 효과를 더욱 높여보자.

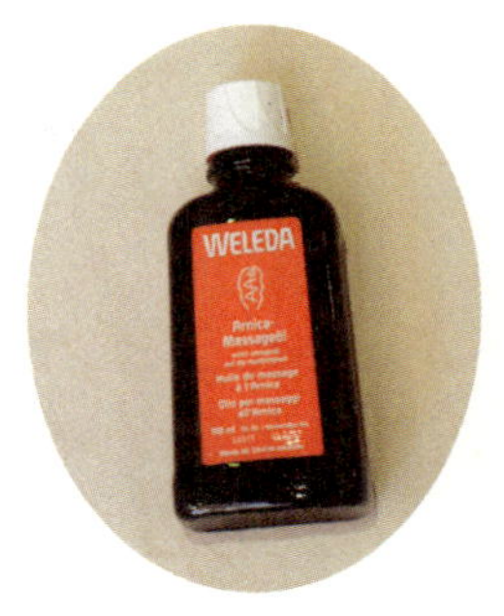

아름다운 몸을 만드는 마사지

몸 안에 쌓인 노폐물과 수분은 부기와 셀룰라이트(수분과 노폐물, 지방이 뭉쳐 피부 표면이 울퉁불퉁해 보이는 상태)의 원인이 된다. 경락 마사지로 남아 있는 노폐물과 수분을 배출하여 볼륨 있는 몸매를 만들어보자.

뱃살과 팔뚝살을 쏙 빼주는 마사지

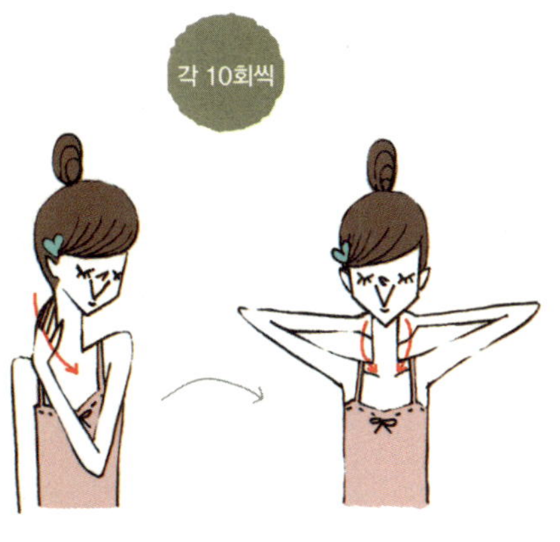

1. 목 뒤에서 앞쪽으로 쓸어준다

① 왼쪽 손바닥을 목 오른쪽 뒤에 대고 그대로 앞으로 천천히 쓸어준다. 반대쪽도 똑같이 한다.

② 목 뒤에서 두 손을 깍지 낀 상태에서 조금씩 손가락을 풀면서 쇄골 쪽으로 쓸어내린다.

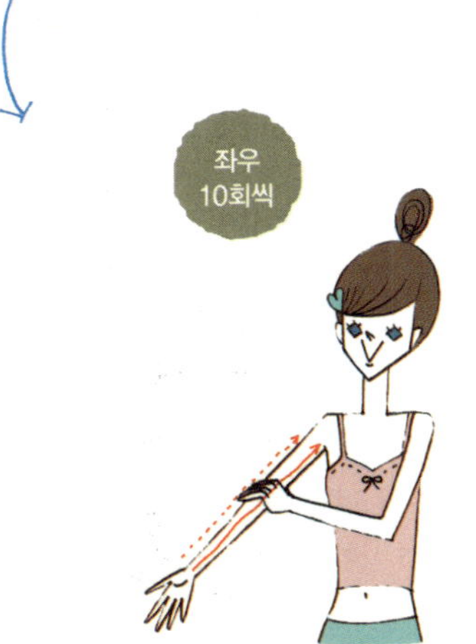

2. 팔 안쪽과 바깥쪽을 마사지한다

① 왼쪽 손목을 가볍게 쥐고, 손목에서 겨드랑이 아래를 향해 팔 안쪽을 쓸어올린다.

② 팔 바깥쪽도 손목에서 겨드랑이를 향해 쓸어올린다. 반대쪽도 똑같이 한다.

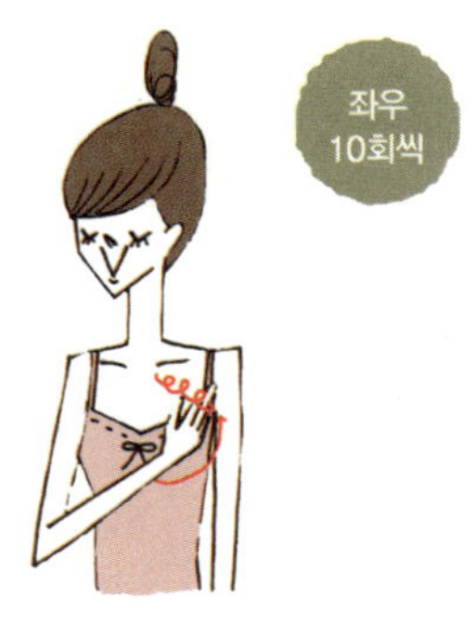

3. 가슴 주위를 마사지한다

① 오른쪽 손목의 안쪽 관절로 가슴 중앙에서 겨드랑이 아래를 향해 가슴을 쓸어올린다.

② 쇄골 아래에서 겨드랑이 아래쪽으로 나선을 그리듯이 마사지한다. 반대쪽도 똑같이 해준다.

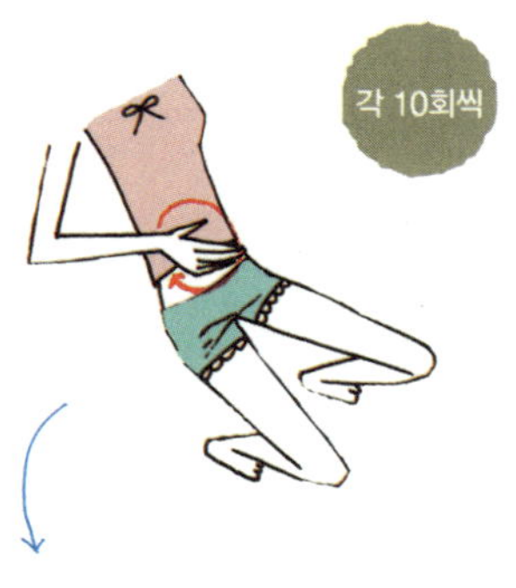

4. 복부 전체를 마사지한다

① 몸을 뒤로 젖히고 오른손을 배에 댄 뒤, 배꼽을 중심으로 시계 방향으로 원을 그리듯이 문지른다.

② 두 손을 늑골 아래에 댄다. 늑골을 따라 허리로 손을 이동하여 그대로 다리 연결 부분까지 쓸어내린다.

③ 두 손바닥을 명치에 댄다. 명치에서 다리 연결 부분까지 두 손을 번갈아 사용하며 쓰다듬어 내리듯이 마사지한다.

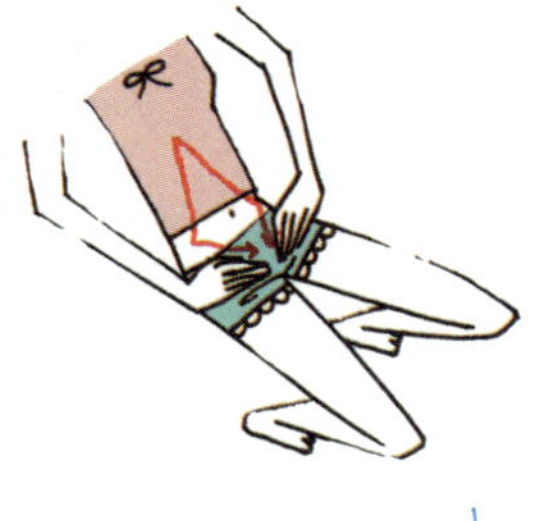

5. 등을 쓸어내린다

두 손을 모아서 가능한 한 등 위쪽에 대고 엉덩이를 향해 쓸어내린다. 조금씩 옆으로 움직여 옆구리까지 이동한다.

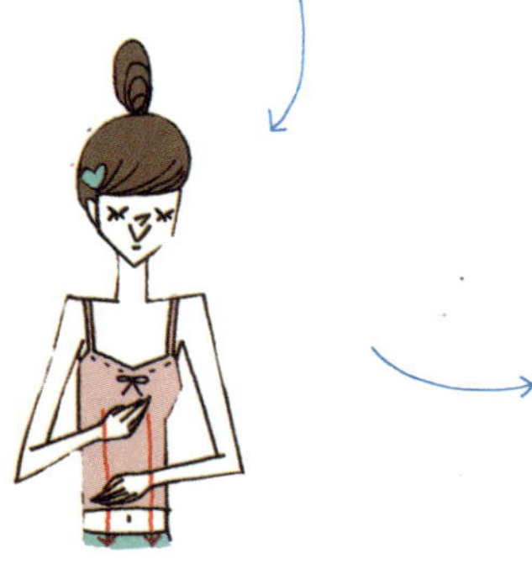

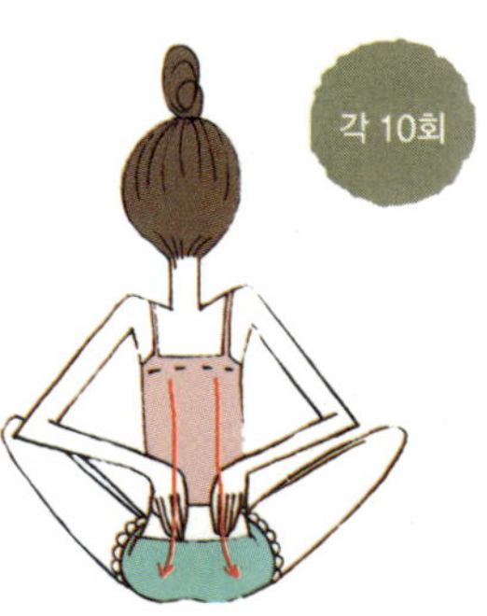

다리를 날씬하게 하는 마사지

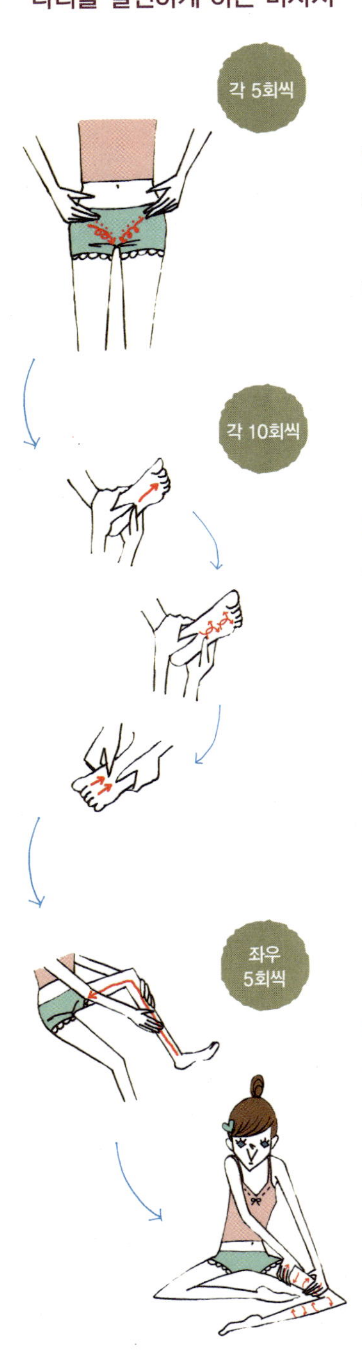

1. 다리 연결 부분을 누르면서 마사지한다

① 엄지를 제외한 네 손가락을 다리 연결 부분에 대고 조금씩 안쪽으로 움직이며 눌러준다.

② 두 손바닥으로 밖에서 안쪽으로 다리 연결 부분을 문지른다.

2. 발바닥과 발등을 마사지한다(각 10회씩)

① 엄지손가락이 발바닥에 오도록 두 손으로 발을 감싸고 발뒤꿈치에서 엄지발가락 쪽으로 엄지를 이용하여 눌러준다.

② 발바닥에 반원을 그리듯이 엄지손가락으로 마사지한다.

③ 발등의 발가락과 발가락 사이를 엄지손가락으로 부드럽게 마사지해준다.

3. 다리 안쪽과 바깥쪽을 마사지한다

① 두 손바닥을 발목에 대고 무릎을 지나 허벅지 쪽으로 쓸어 올려준다. 다리 안쪽과 바깥쪽 모두 고르게 마사지한다.

② 두 손으로 다리를 감싸듯이 가볍게 잡은 뒤 장딴지와 다리 연결 부분까지 지압하듯이 비틀며 주무른다.

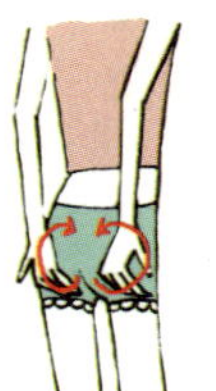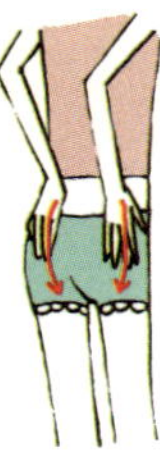

4. 엉덩이를 마사지한다

① 양 손바닥을 엉덩이 중앙에 대고 엉덩이의 동그
   란 라인을 따라 원을 그리듯이 가볍게 문지른다.

② 허리에서 엉덩이 아래로 쓸어내린다.

독소 배출을 도와주는 아로마 오일

아로마 오일에는 림프의 흐름을 좋게 하고 노폐물의 배출을 도와주는 효능이 있다.
마사지 오일로 사용하면 독소 배출 효과가 두 배로 증가한다.

주의점

* 에센셜 오일은 농축되어 있으므로 입 안에 넣거나 피부에 직접 바르지 않도록 한다.
* 감귤계 오일은 자외선으로 인한 광감 작용(光感作用)이 있으므로, 사용 후 바로 직사광선에 노출되지 않도록
  주의한다.
* 임신 중에는 사용을 피한다.

마사지 오일 만들기

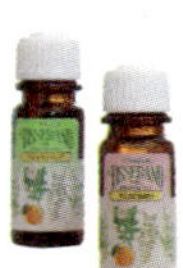

재료

* 캐리어 오일 …… 30㎖

  배합하고 싶은 에센셜 오일 …… 3~4종류(총 9방울까지)

* 캐리어 오일은 100퍼센트 원액인 에센셜 오일을 희석시켜
  오일의 유효 성분을 피부에 전달하는 매개자 역할을 한다.

만드는 법

1. 캐리어 오일에 에센셜 오일을 넣는다.

2. 1을 차광 처리된 보관용 병에 담고 잘 섞어지도록 흔든다.

   *사용하고 남은 오일은 냉장고 등 서늘한 곳에 두고 2~3주 이내에 사용하도록 한다.

다이어트 효과가 뛰어난 아로마

* 그레이프프루트 _ 림프 활동을 조절하여 부기 해소에 효과적이다.
* 페퍼민트 _ 산뜻한 향으로 피부를 당겨주는 효과가 있다.
* 제라늄 _ 이뇨 작용을 하여 독소 배출을 돕는다.
* 주니퍼 베리 _ 해독과 정화 작용이 뛰어나고 부기 해소에 효과가 있다.
* 로즈마리 _ 피의 흐름을 촉진시켜 어깨 결림과 부기, 피부 미용에 효과적이다.

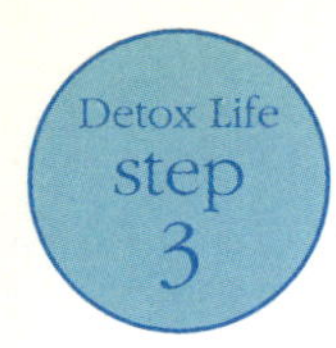

마음이 편안해지는 음악을 듣자

음악에는 마음의 독을 풀어주는 힘이 있다

음악의 다양한 기능 가운데 내가 주목하는 것은 마음의 독을 풀어주는 힘이다. 단조로운 일상생활에서 알게 모르게 쌓인 스트레스를 풀어주고 장 운동을 활성화시켜 변비를 해소시켜주는 등, 음악은 우리 몸과 마음을 움직이는 힘을 갖고 있다. 이렇게 우리 몸을 정화시켜주는 음악을 나는 '재충전 음악'이라고 부른다. 장운동은 자율신경 가운데 안정을 담당하는 부교감신경이 흥분을 담당하는 교감신경보다 우위에 있을 때 활발해진다. 반대로 스트레스나 피로로 교감신경이 긴장하고 있으면 변비에 걸릴 확률이 높다. 따라서 마음을 안정시키고 긴장을 풀어주는 음악이 장의 활동을 향상시키고 해독의 효과를 높이는 데 도움을 준다.

편안한 음악을 들으며 몸의 긴장을 푼다

지금부터 마음의 디톡스에 좋은 음악을 CD를 중심으로 소개해보겠다.

우선 CD케이스에 와타세 세이조의 멋진 일러스트가 그려져 있는 ⓐ〈SOUND HIGHWAY AOR Best Selection〉을 먼저 추천한다. 여기서 'AOR'은 adult-oriented rock의 축약어로, 1970년대 중반부터 1980년대에 걸쳐 유행한 성인 대상의 록과 팝송을 가리킨다. ⓐ에는 보즈 스캑스와 토토, 크리스토퍼 크로스라는 AOR의 진수를 보여주는 가수들의 명곡 114곡이 CD 여섯 장에 나뉘어 수록되어 있다. 느린 발라드부터 중간 템포의 팝송과 록까지 대부분이 귀에 친숙하게 다가오는 곡들이다. 이미 TV CM이나 드라마 주제곡으로 사용된 곡들이기 때문에 낯익은 느낌의 노래들이 마음에 와닿는다.

ⓐ의 또 다른 특징은 모든 곡이 일본어가 아닌 영어로 되어 있다는 점이다. 이것은 가사를 이해하기보다 목소리를 악기의 일부로 인식하게 만든다. 그래서 편안한 연주와 노랫소리는 뇌를 쉬게 하여 심신의 긴장을 풀어준다.

그 중에서도 몸의 긴장을 풀고 싶을 때는 1번 음반의 첫 번째에 수록된 보즈 스캑스의 〈We' re All Alone〉을 들으면 좋다. 이 노래의 느릿한 템포가 몸과 마음을 부드럽게 감싸며 당신의 피로를 풀어줄 것이다.

내가 좋아하는 음악을 듣는 것이 가장 훌륭한 디톡스

디톡스 효과를 높이기 위해 여러분에게 다음과 같은 방법을 제안하고 싶다. 수많은 곡들 가운데 자신이 좋아하는 곡을 선택하고, MD나 CD-R에 편집하여 자기만의 앨범을 만들어보라는 것이다. 작사가이자 큐슈 대학 교수인 키타야마 오사무 씨는, 자신이 희망하는 곡을 MD에 녹음하는 행위는 어느 의미에서 콜라주 요법(마음에 드는 사진이나 일러스트 등을 오려 자유롭게 붙임으로써 자신에 대한 이해가 한층 깊어지거나 문제 해결에 도달할 수 있는 심리 요법을 말한다)과 비슷하다고 말한다. 다시 말해 이것은 정신 개방의 일환으로 대단히 도움이 된다는 것이다.

내가 가장 좋아하는 곡은 머라이어 캐리도 부른 적이 있는 닉슨의 〈Without You〉이다. TV를 보는 강아지의 일러스트가 귀여운 ⓑ 〈드라마틱 데이즈〉와 ⓒ

〈드라마틱 데이즈 2〉의 편집 CD에는 멋진 곡들이 가득 들어 있다.

전자는 최근의 TV 드라마에서 사용된 영어 곡을 수록한 것이고, 후자는 TV 드라마의 연주곡을 모은 것이다. 〈드라마틱 데이즈〉에서 느릿한 곡으로 특별히 추천하고 싶은 것은 〈하얀 거탑〉에서 사용한 헤리가 부른 〈Amazing Grace〉이다. 〈드라마틱 데이즈 2〉에서는 좀 오래된 드라마인 〈롱 버케이션〉에서 나온 〈Close To You~ 세나의 피아노 II〉를 추천하고 싶다.

이 두 앨범에는 귀에 익은 TV 드라마 삽입곡들이 대거 수록되어 있다. 그러므로 그 중에서 자신이 원하는 곡을 선택하여 과거 좋아한 추억의 TV 드라마를 떠올리며 들어보자. 바쁜 일과로 지친 몸과 마음을 재충전하는 계기가 될 것이다.

쏟아지는 졸음을 쫓고 싶다면 빠른 템포의 TV 드라마 〈워터 보이즈〉에서 사용한 〈Synchro Bom Ba Ye〉를 들어보자. 오후 재충전 음악으로는 브라질을 제외한 여러 나라의 보사노바를 모은 ⓓ〈Pop Bossa〉를 추천하고 싶다. 듣기 쉽고 휴일의 시에스타(낮잠)에 아주 잘 어울린다. 그리고 기분 전환을 위한 오후 산책에는 댄스 음악을 모아놓은 ⓔ〈Shall We Dance With Love Cinema?〉를 들으면 좋다. 음악을 듣다 보면 어느새 발걸음이 가벼워진 것을 느낄 수 있을 것이다.

지금까지 여러분의 재충전에 도움이 될 만한 앨범을 몇 가지 소개해보았다. 자신이 원하는 재충전 유형에 맞춰 곡을 선택할 때 좋은 소재가 될 것이므로 꼭 한 번 들어보기 바란다.

몸과 마음의 긴장을 풀어주는 '장이 편해지는 CD'

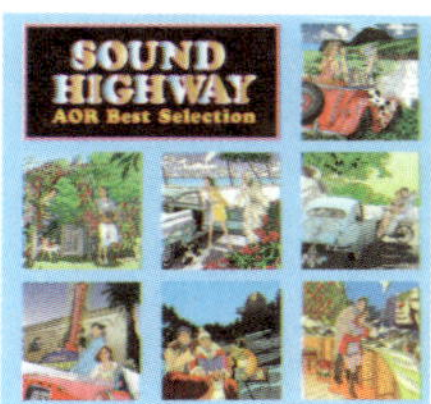

a 〈SOUND HIGHWAY AOR Best Selection〉

도시바EMI GSD-13801~13806

와타세 세이조의 일러스트와 같이 깨끗하고 맑은 느낌의 곡들이 수록되어 있다. 어디선가 들은 듯한, 성숙한 어른을 위한 록이 듣는 이의 마음에 와닿는다.

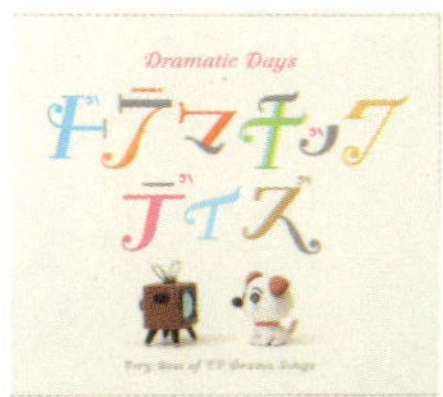

b 〈Dramatic Days〉

UNIVERSAL MUSIC UICZ-1160/1

카펜터스나 아바 등이 부른 곡들로, TV 드라마에 사용된 팝송이 수록되어 있다. 아름다운 멜로디와 함께 드라마의 한 장면이 떠오른다.

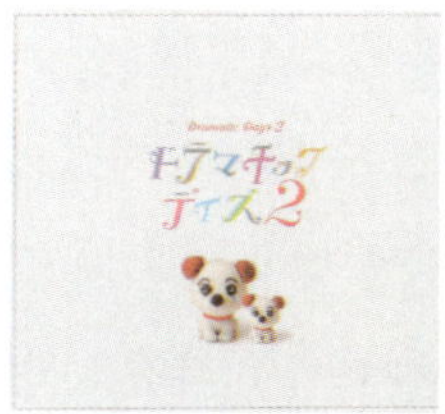

c 〈Dramatic Days 2〉

UNIVERSAL MUSIC UICZ-1166/7

〈세계의 중심에서 사랑을 외치다〉와 〈워터 보이즈〉 등 TV 드라마에서 사용한 연주곡으로 자연스럽게 마음에 스미는 작품이 많다. 방에서 부담 없이 틀어놓으면 좋다.

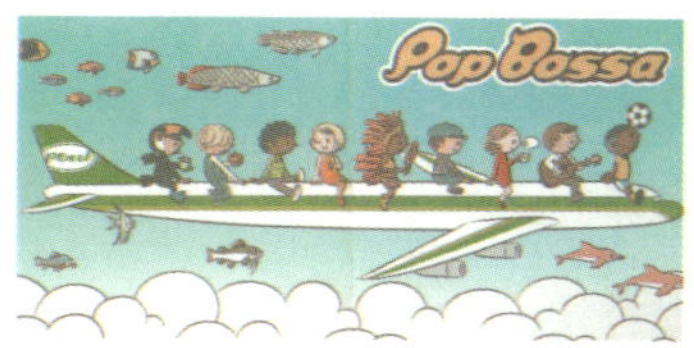

d 〈Pop Bossa〉

UNIVERSAL MUSIC UICY-4093

빨라진 심장 박동수를 진정시키는 데는 느릿한 템포에서 중간 템포의 보사노바가 적당하다. 듣고 있으면 장(腸)도 편안해진다.

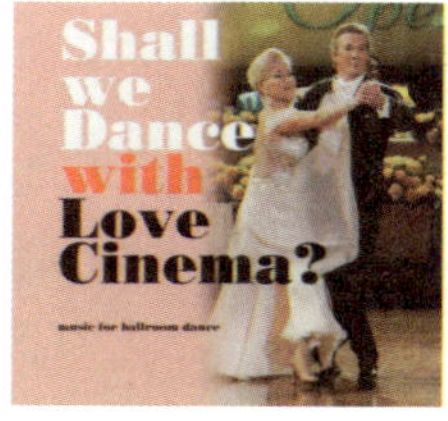

e 〈Shall We Dance with Love Cinema〉

UNIVERSAL MUSIC UICY-4198/9

졸리고 나른한 몸과 마음을 산뜻하게 만들어주는 데는 경쾌한 댄스 음악이 최고이다. 심장 박동수가 올라가며 재충전 모드로 바뀌게 된다.

쾌변을 위한 '장내 환경 개선' 프로그램

디톡스를 열심히 실천해도 좀처럼 해소되지 않는 변비. 그런 변비가 있는 사람은 소화와 흡수 그리고 배설과 같은 장의 전반적인 기능이 저하되어 노폐물이 쌓인 '정체장'일 가능성이 있다. 장을 깨끗이 청소하여 노폐물이 쌓이지 않는 건강한 몸을 만들도록 하자.

변비약을 사용하면 혼자 힘으로 배변을 못하게 된다

간혹 내가 제안하는 디톡스 주스를 마셔도 효과가 없는 사람이 있다. 그런 사람은 대부분 오랜 기간 변비로 고생하여 변비약 없이는 변을 못 보는 경우이다.

건강한 사람은 변이 직장으로 보내지면 직장의 내벽이 자극을 받아 변을 보고 싶은 욕구를 유발하는 '직장반사'라는 반응을 느낀다. 하지만 매일 변비약을 복용하는 사람은 대개 이런 욕구를 전혀 느끼지 못한다. 이들은 변비약에 의지해서 변을 보는 동안 항문 괄약근의 힘이 약화되어 직장반사 구조가 제대로 그 역할을 못하게 된 것이다. 이렇게 되면 아무리 장에 좋은 디톡스 주스를 마신다 해도 배변과 다이어트 효과를 기대하기 어렵다.

항문에 덮개가 덮인 상태를 상상해보라. 변비에 걸려 배변을 못하게 되면, 독소로 인해 생성된 가스가 몸 밖으로 나올 방법이 없기 때문에 장 안에 가득 차게 된다. 그렇게 되면 배 속이 더부룩해서 고통스러울 뿐만 아니라, 불룩한 아랫배로 인해 외형적으로도 큰 손해를 입는다. 장의 기능이 저하된 '정체장'이기 때문이다. 이런 사람은 우선 변의를 되살리는 훈련부터 시작해야 한다.

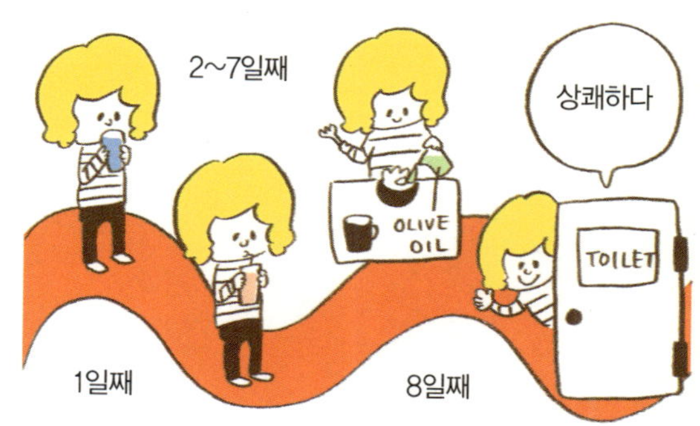

장이 본래의 깨끗한 상태로 되돌아갈 수 있도록 환경을 만든다

우선 지금까지 의존한 변비약을 더 이상 복용하지 않는다. 다음에는 변이 부드러워지도록 마그네슘 제제를 복용한다. 그리고 신레시카본 좌약을 이용하여 배변을 촉진시키도록 한다. 이 약은 직장에서 탄산가스를 발생시켜 배변을 촉진시키고 변비를 개선한다. 신레시카본 좌약을 최소 6개월 이상 매일 사용하면 그들 가운데 60퍼센트 정도는 직장반사가 회복된다.

이렇게 해서 배변이 원활해지면 장내 환경 개선 프로그램(103~104쪽 참조)을 시작한다. 장 청소를 시작으로 단식을 한 후 변비에 효과가 있는 식이섬유 등을 듬뿍 섭취하는 방법이다. 이때 디톡스 주스를 계속 마셔주면 효과가 즉시 나타날 것이다. 마지막에는 디톡스 주스만으로도 정상적으로 배변을 가능하게 하는 것이 장내 환경 개선 프로그램의 최종 목표이다.

원활한 배변이 건강한 몸과 마음의 비결

이 책의 앞에서도 언급했지만, '방풍통성산'이라는 한방 제제는 일찍이 800여 년 전부터 비만과 변비의 치료약으로서 그 효능을 인정받아왔다. 그 효능의 기본은 '해독'이다.

이 '해독' 활동이 순조롭게 이루어지지 않아 몸 안에 노폐물이 쌓인 사람은 본질적으로 장 기능의 저하나 그렇게 흔하지는 않지만 대장 폴립 또는 대장암 등의 가능성에 대해서도 의심해보는 것이 좋다. 이런 경우는 직접 대장 전문의와 상담하는 편이 바람직하다. 우리 병원에서는 고통 없이 대장내시경 검사로 대장의 이상 유무를 확인할 수 있다.

장 기능이 회복되고 배변 등이 원활해지면 위장 운동도 활발해짐에 따라 기초대사와 신진대사가 향상되어 살이 빠지기 쉬운 체질로 점차 변하게 된다. 그러면 배변이 원활하지 못하던 때는 느끼지 못한 상쾌함을 몸으로 직접 느낄 수 있을 것이다.

*장내 환경 개선 프로그램

축적된 변을 배출하는 장 청소를 위해 단식을 한 후 변비 해소에 좋은 식이섬유와 올리브유 등을 단계적으로 섭취하는 일주일 간 실시하는 프로그램이다.

1일째

START 장 세척

변비가 심한 사람은 대장내시경 검사를 겸해 소화기내과에서 장세척을 받으면 좋다.

가정에서 실시하는 경우에는 공복 상태에서 시중에서 시판되는 마그네슘이 들어 있는 하제를 복용하고 나서 수분 1~2l 를 섭취한다. 일반적으로 5~10회 정도 대변을 배출하면 장 안이 개운해진다.

point 대변을 배설할 때마다 미네랄워터를 섭취하여 수분을 보충해준다.

변이 생기면 바로 비피더스균을 복용(시중에서 판매하는 비피더스균 제제가 들어간 음료를 통해 섭취한다)**하여 장을 회복시킨다.**

5시간 후 주스·단식

비피더스균을 활성화시켜주는 주스를 한 잔 마신다.

단식주스 만들기

레시피 1 _ 바나나 1/2개, 두유 100㎖, 요구르트 100g을 믹서에 넣고 돌린 뒤, 꿀을 1큰스푼 넣는다.

레시피 2 _ 바나나, 셀러리, 당근, 사과 각각 1/2개를 믹서에 넣고 돌린 뒤, 엑스트라 버진 오일을 1큰스푼 넣는다.

*주스를 만들 시간적 여유가 없는 사람은 시중에서 판매되는, 식이섬유가 배합된 젤리 음료나 야채주스를 대신 마셔도 상관없다.

2~7일째

8일째 이후

장을 회복시키는 메뉴

식이섬유는 올리고당과 미네랄워터(마그네슘이 다량 함유된 센물) 그리고 올리브유 등과 함께 매일 섭취한다.

point

· 식이섬유는 2~4일째는 15g, 5~6일째는 15~20g, 7일째는 25g 이상 섭취한다.
· 올리고당은 1일 5g씩 섭취한다.
· 미네랄워터는 1.5~2l를 섭취한다(꼭 잠자리에서 일어나면 한 잔씩 마시도록 한다).
· 올리브유는 1일 15~30ml (1큰스푼~2잔 정도) 섭취한다. 올리브유는 엑스트라 버진 오일을 선택하는 것이 좋다.

변비 해소에 좋은 메뉴를 꾸준히 섭취한다

화장을 안 해도 될 정도로 피부가 좋아졌어요

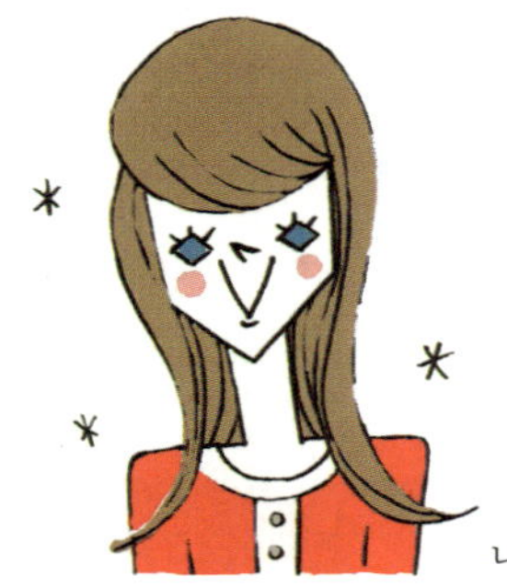

나카가와 아키코, 24세, 아르바이트, 홋카이도

평소에 운동과 수분 부족으로 나흘에 한 번 정도 화장실에 가곤 했어요. 그때마다 변이 딱딱해서 얼마나 고생스럽던지. 그러다 잡지에서 디톡스 주스에 대한 글을 읽고 바로 시험해보기로 했죠. 그런데 디톡스 주스를 마신 다음 날 아침 화장실에 갔다가 깜짝 놀라고 말았어요. 전과 달리 변이 너무 부드러워진 거예요. 그 후 하루에 1리터 이상 꾸준히 마셨더니, 몸무게도 3킬로그램이나 줄었어요. 하루에 세 번씩 변을 보는 것은 물론이고, 어떤 음식을 먹어도 살이 찌지 않아요. 땀도 많이 흘리게 되었고요. 신경 쓰이던 모공도 좋아지고, 친구들에게 '피부가 많이 좋아졌다' 는 칭찬도 들었어요.

이런 증상으로 고민했다

복부 비만으로 매일 개운하지 못하고 찌뿌드드했다. 피부도 무척 거칠었다.

이것이 나의 디톡스 비결이다!

디톡스 주스를 하루에 1리터 이상씩 꾸준히 마셨다.

이런 효과가 있었다!

변이 부드러워지고 하루에 세 번씩 볼 수 있게 되었다.
화장을 안 해도 될 만큼 피부 상태가 좋아졌다.

3개월 동안 5kg이 줄었어요

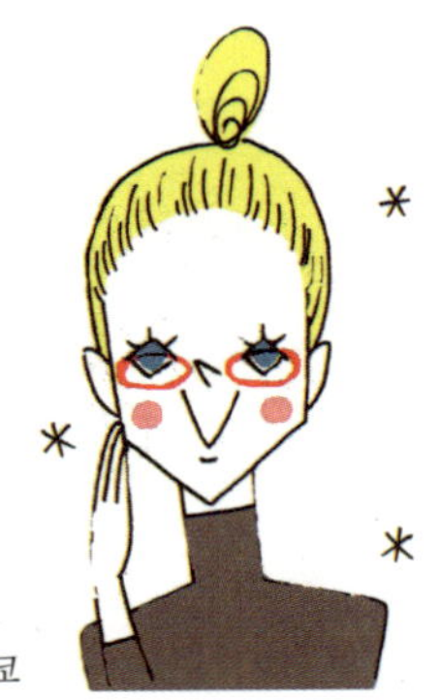

디톡스 주스를 마신
그날부터 내 몸에
변화가 일어났다!

나가시마 유키에, 28세, 간호사, 도쿄

저는 변비가 심해 사나흘에 한 번밖에 볼일을 보지 못했어요. 그리고 지금까지 물만 마시는 다이어트 등 안 해본 다이어트가 없지만 전혀 효과가 없었어요. 그러다 잡지를 통해 알게 된 디톡스 주스를 하루에 2리터씩 마셔보기로 했죠. 그런데 마시기 시작한 바로 그날부터 화장실에 가는 횟수가 늘어나더니, 몸이 따뜻해지면서 땀을 흘리게 되었어요. 1개월이 지난 지금 체중이 2킬로그램이나 줄고 요요현상도 없어요. 식사량을 줄일 필요 없이 마음껏 먹고 있지만 살이 찔 걱정이 없어서 좋아요. 지금은 하루에 세 번씩 편안하게 변을 보고 있어요.

이런 증상으로 고민했다
심할 때는 나흘에 한 번밖에 변을 보지 못했다. 냉증이 심했다.

이것이 나의 디톡스 비결이다!
디톡스 주스를 하루에 2리터씩 꾸준히 마셨다.
지중해식 수프를 통해 식이섬유를 섭취했다.

이런 효과가 있었다!
3개월 동안 5킬로그램이 줄었고, 매일 세 번씩 변을 보게 되었으며, 땀을 흘리게 되었다.

이젠 변비 걱정 안 해요

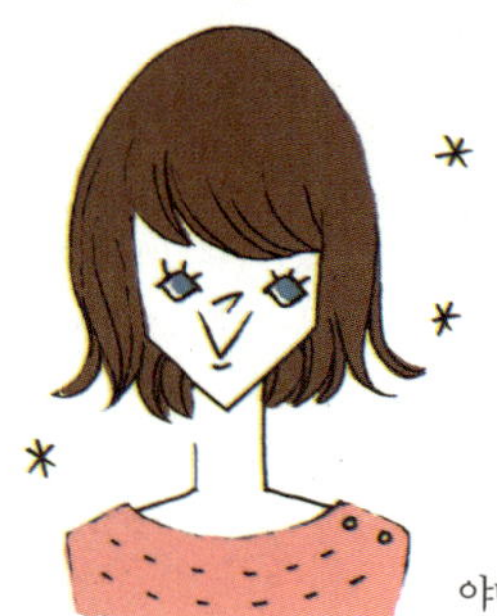

야마다 하루미, 32세, 음식점 근무, 가나가와 현

저는 변비로 자주 고생하는 편이었는데, 언제나 볼록하게 나온 아랫배가 고민이었죠. 혼자 자취를 하고 있는 데다 회사 출근 시간도 빨라서 아침식사는 간단히 때우는 경우가 많았어요. 그러던 중 친구에게 섬유질 디톡스 주스에 대해 듣게 되었어요. 풍부한 식이섬유로 변비가 거짓말처럼 깨끗이 나왔다고 하더군요. 그래서 저도 한번 시험해보기로 했죠. 바나나를 중심으로 주스를 만들어서 매일 마셨어요. 그러자 사흘에 한 번 변을 보던 것이 이제 매일 볼 수 있게 되었어요. 걱정하던 아랫배도 들어가고, 1개월 동안 3킬로그램이나 빠졌어요. 뾰루지도 사라지고 피부도 깨끗해졌답니다.

이런 증상으로 고민했다

사흘에 한 번밖에 변을 보지 못해서 항상 볼록하게 나온 아랫배가 신경 쓰였다.

이것이 나의 디톡스 비결이다!

매일 아침 섬유질 디톡스 주스를 꾸준히 마셨다. 포만감이 오래가면서 폭식하는 횟수가 줄어들었다.

이런 효과가 있었다!

2일째 아침에는 원활하게 변을 볼 수 있었다.
지금은 매일 아침 화장실에 가는 것이 일과가 되었다.

뱃살이 쏙 들어가고 다리도 날씬해졌어요

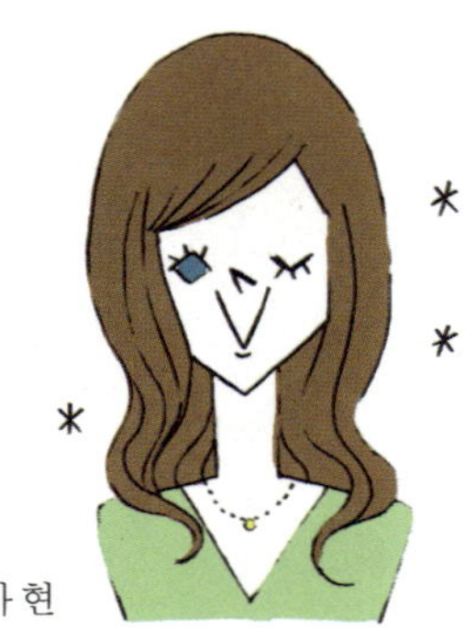

지중해식 수프로
허리둘레가
7cm나 줄었어요!
아이들도 좋아해요

고바야시 아야노, 38세, 주부, 사이다마 현

육아와 가사에 쫓기는 나날의 연속, 어느덧 깨닫고 보니 펑퍼짐한 중년 아줌마가 되어 있었어요. 특히 복부와 허벅지에 살이 쪄서 이만저만 고민이 아니었죠. 그러던 중 친구에게 지중해식 수프 만드는 법을 배우게 되었답니다. 솔직히 올리브유는 살이 더 찔 것 같아 걱정이 되었지만 한번 시도해보기로 했죠. 그런데 저녁식사로 지중해식 수프를 먹었더니, 신기하게도 아침에 변 보기가 한결 수월했어요. 뿐만 아니라 일주일쯤 지나자 체중이 2킬로그램이나 빠지고, 골칫거리이던 복부와 허벅지도 차츰 날씬해지는 거 있죠. 야채를 듬뿍 넣은 수프는 아이들도 좋아해서 온 가족이 함께 먹고 있답니다.

이런 증상으로 고민했다

중년이 되면서 살이 쪄버렸다. 복부 주변의 지방과 늘어진 허벅지가 고민이었다.

이것이 나의 디톡스 비결이다!

야채가 듬뿍 들어간 지중해식 수프. 올리브유를 잊지 말자.

이런 효과가 있었다!

3개월 동안 6킬로그램의 다이어트에 성공.
허리둘레는 7센티미터가 줄었다.

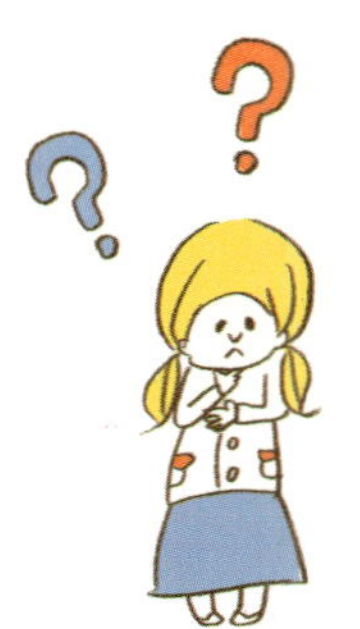

1

어린아이나 임산부가 디톡스 주스를 마셔도 괜찮은가요?

"기본적으로 누구나 마실 수 있다."

요즈음은 어린아이, 특히 유아의 변비가 늘고 있다. 디톡스 주스는 카페인이 들어 있지 않기 때문에 유아에게 안심하고 먹일 수 있다. 단, 어린아이의 연령에 따라 양을 조절해줘야 한다.

그리고 변비나 부종으로 고민하는 임산부에게는 이 디톡스 주스가 더없이 효과적이다. 단, 생강은 자극이 강하므로 몸의 상태에 따라 양을 조절하는 것이 좋다.

질병 등으로 수분 섭취량이 제한된 사람은 의사와 상담하기 바란다.

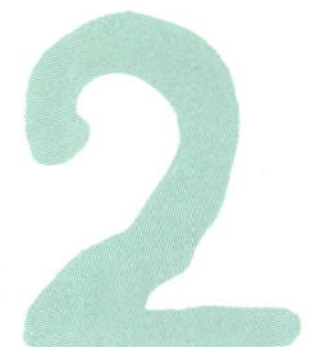

2

변비약을 끊을 수 없어요. 디톡스 주스와 같이 복용해도 되나요?

"디톡스 주스와 같이 복용할 때는 변비약의 양을 점차 줄여가도록 한다."

변비 해소를 위해 수분을 섭취하는 일은 무엇보다 중요하다. 하루에 1리터 이상을 기준으로 삼아 디톡스 주스를 마시며, 변비약은 점차 줄여가도록 한다.

만약 대황이나 센나, 알로에 등이 배합된 변비약이라면 조금씩 산화마그네슘이 주성분인 약으로 바꿔나가자. 그러면 디톡스 주스의 효능이 더욱 향상된다.

3

디톡스 주스에 올리고당을 넣어도 다이어트에 효과가 있나요?

"올리고당은 좋은 균의 먹이가 되어 장 안의 환경을 개선해주기 때문에 다이어트에 도움이 된다."

올리고당은 장의 상태를 개선하는 작용을 한다. 특히 변비인 사람은 장 안 세균의 균형이 무너진 상태이므로 올리고당을 섭취하여 장의 기능을 활성화시켜야 한다. 그러면 기초대사(생명 유지에 사용되는 에너지 소비를 말한다. 움직이지 않고 가만히 있어도 하루 1,200kcal를 소비한다)가 활발해져 다이어트 효과를 얻을 수 있다.

아무래도 올리고당의 칼로리(약 2kcal/g)가 신경 쓰이는 사람은 그만큼의 칼로리를 다른 식품에서 줄이도록 하자.

4

두유를 잘 못 먹어요. 두유를 대신할 다른 식품이 있나요?

"저지방 우유를 대신 이용해보자."

두유는 비타민과 미네랄이 풍부하다. 하지만 두유만의 독특한 냄새나 맛이 싫은 사람은 대신 우유를 사용해도 상관없다. 단, 우유에는 유지방 성분이 많아서 지방을 지나치게 섭취할 수도 있으므로 일반 우유보다 저지방 우유를 선택하는 것이 좋다.

기름은 하루에 어느 정도 섭취하는 것이 좋을까요?

"이상적인 하루 섭취량은 40~50g이다. 단 보이지 않는 기름에 주의해야 한다."

성인의 기름을 포함한 지질 전체의 이상적인 하루 섭취량은 총 섭취 칼로리의 20~25퍼센트이다. 하루에 2,000kcal를 필요로 하는 성인의 경우, 지질은 약 50g 정도가 되는 셈이다.

그리고 기름에는 다양한 성분이 포함되어 있으므로 각각 균형 있게 섭취하는 것이 중요하다. 기름의 이상적인 섭취 비율은 포화지방산(주로 동물성 지방), 일가불포화지방산(오레인산), 다가불포화지방산(리놀산·EPA)을 3 : 4 : 3 비율로 섭취하는 것이 좋다고 한다.

주의할 점은 육류나 패류, 콩류, 유제품 그리고 가공식품에 들어 있는 '보이지 않는 기름'이다. 일본인은 '보이지 않는 기름'을 지나치게 섭취하는 경향이 있다. 가능한 한 조심하여 하루 식사의 균형을 잡도록 하자. 또 올리브유의 경우는 하루 20~30g을 기준으로 하여 섭취하면 된다.

올리브유 종류가 대단히 많아요. 도대체 어떤 차이가 있는 건가요?

"올리브유는 산도와 맛과 향에 따라 등급이 정해진다."

세계에서 생산되는 올리브유 가운데 10퍼센트를 차지하는 것이 최고급 엑스트라 버진 오일이다. 이것은 열처리 등이 일절 가해지지 않은 상태로 산도가 가장 낮은 (1퍼센트 이하) 오일을 가리킨다. 이 등급의 오일은 향과 풍미를 비롯해 모든 점이 완벽하다는 평가를 받고 있다. 따라서 샐러드에 뿌리거나 빵에 찍어 먹는 등 오일 그

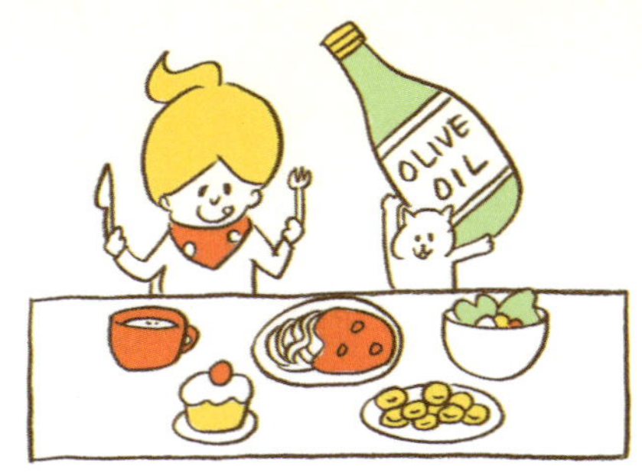

자체를 즐기기에 적합하다.

다음이 버진 오일이다. 산도가 2퍼센트 이하로 향과 풍미에 결점이 없는 오일을 말한다. 그리고 정제 오일과 버진 오일을 섞은 것으로 산도가 1.5퍼센트 이하인 것을 올리브유라고 한다. 이 오일들은 음식을 볶거나 할 때 조리용으로 사용하면 좋다. 지중해 지역 사람들은 올리브유 각각의 풍미와 특징을 살려 요리에서 디저트까지 용도에 맞게 구분지어 사용한다.

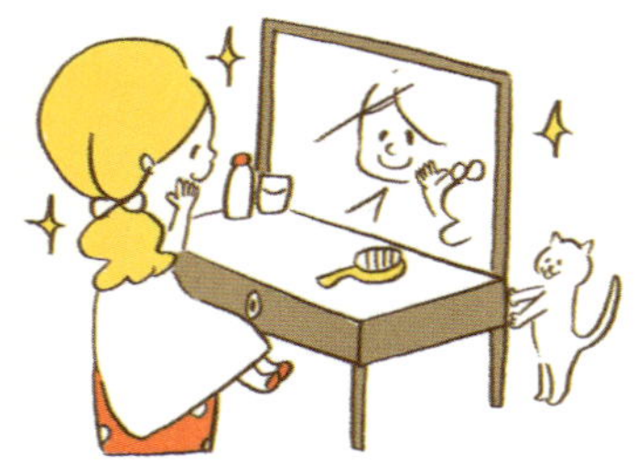

하루라도 빨리 깨끗한 피부를 갖고 싶어요. 7

"가능한 한 천연 식품과 허브를 통해 비타민을 섭취하도록 한다."

지중해식 메뉴에 들어가는 식품에는 다양한 비타민들이 함유되어 있다. 특히 피부 미용에 빠질 수 없는 것이 바로 비타민C. 하지만 비타민C는 그대로 가열하면 파괴된다. 그런데 그것을 방지해주는 것이 바로 올리브유 같은 식물성 기름이다. 식물성 기름으로 조리하면 비타민C의 파괴를 최소한으로 줄일 수 있으며, 체내 흡수율 역시 놀랄 만큼 높일 수 있다. 식품 가운데 비타민C를 함유한 피망과 시금치, 브로콜리 등의 야채는 식물성 기름으로 조리하는 것이 좋다.

해독 허브인 로즈힙과 하이비스커스는 비타민C의 보고이다. 여드름이나 피부가
거칠어지는 것을 예방하고, 검버섯이나 기미의 원인인 멜라닌의 생성을 막아준
다. 이와 같이 평소의 식생활을 조금만 바꿔도 아름다운 피부를 가질 수 있다.

다리와 얼굴이 잘 부어요.

"몸의 부기 해소에는 림프 마사지가 최고이다."

몸이 붓는 것은 여분의 수분이 세포 안에 모여 있기 때문이다. 본래 세포와 혈관에
서 스며 나온 수분은 림프관에 모이지만, 이 림프가 막히면 수분이 배출되지 않고
고이게 된다. 림프 마사지로 림프의 흐름을 활성화시키도록 하자.

또 허브 차와 목욕은 림프관에 모인 수분이 소변이나 땀을 통해 몸 밖으로 배출되
도록 도와준다.

다이어트에 효과가 뛰어난 디톡스 주스는 언제 마시는 것이 좋은가요?

"디톡스 주스는 식전이나 식사 중에 마시는 것이 좋다."

다이어트를 위해 마시는 사람은 식전에 마시는 것이 좋다. 위가 수분으로 포만감
을 느끼므로 과식을 예방할 수 있다.

목욕할 때는 욕조에 몸을 반쯤 담근 상태에서 마시면 발한 효과가 있는데, 땀을 더
잘 흘리게 되므로 다이어트에 도움이 된다.

취침 전에 마시면 수면 중에 위장의 움직임을 활발하게 만드는 모틸린이라는 호
르몬을 도와주므로 다음 날 아침 변을 볼 수 있게 한다.

회사일이 바빠서 식사는 대부분 외식하는 경우가 많아요.
이럴 때는 어떤 점을 주의해야 하나요?

"의식적으로 디톡스를 생활화하는 것이 중요하다."
자주 외식하는 사람은 식이섬유가 풍부한 식품이 들어 있는 메뉴를 고르도록 한
다. 예를 들어 같은 면류라 하더라도 우동보다는 메밀국수를, 백미보다는 현미를,
식빵보다는 호밀빵을 주문하자. 이렇게 메뉴에 대해 조금만 신경을 쓰면 식이섬
유를 듬뿍 섭취할 수 있다. 디저트도 사과나 바나나같이 자연 그대로의 과일을 먹
도록 한다.
그리고 하루 1리터씩 물을 마시는 습관을 들이면 배변이 원활해진다.

옮긴이 **구현숙**
한남대학교 일어일문과, 일본외국어전문학교 일한통역과
를 졸업했다. 일본 L&G사의 한국지사인 L&G 코리아에서
근무했으며 현재 전문번역가로 활동하고 있다. 옮긴 책으
로는 《내추럴 클리닝－먹는 재료로 청소한다》, 《나를 변화
시킨 운명의 한마디》, 《워킹》, 《수의 모험》 등이 있다.

＊요리 레시피
  스미카와 게이코 _ L' Avenir 국제 KH 칼리지 교장으
  로, 푸드 코디네이터와 플라워 코디네이터 등 폭넓은 분
  야에서 활동하고 있다. 저서와 비디오로는 《맛있는 음료
  시리즈》 6권이 있다.

＊아로마테라피
  마츠에 미와코 _ CIDESCO 인터내셔널 인정 아로마테
  라피스트, 에스테티션
  야마시타 아코 _ 허브 어드바이저, JAA 공인 아로마 코
  디네이터

내 몸의 독소를 빼는
주스 & 수프 다이어트

초판 1쇄 인쇄_ 2006년 8월 17일
초판 1쇄 발행_ 2006년 8월 22일

감수_ 마츠이케 츠네오
옮긴이_ 구현숙
펴낸이_ 명혜정
펴낸곳_ 도서출판 이아소

디자인_ 마야

등록번호_ 제311-2004-00014호
등록일자_ 2004년 4월 22일
주소_ 122-911 서울시 은평구 웅암3동 124-2번지 101호
전화_ (02)352-0446 팩스_ (02)337-0402

책값은 뒤표지에 있습니다.
ISBN 89-92131-02-X 13510

도서출판 이아소는
독자 여러분의 의견을 소중하게 생각합니다.
E-mail: m3520446@kornet.net